高次脳機能障害
ポケットマニュアル

原 寛美
監修

第4版

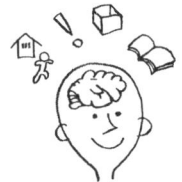

Pocket Manual of
Cognitive Rehabilitation

医歯薬出版株式会社

執筆者一覧

原 寛美 （はら ひろよし）
医療法人藤森医療財団藤森病院リハビリテーション科
医師

原 貴敏 （はら たかとし）
国立精神・神経医療研究センター病院身体リハビリテーション部
医師

山本小緒里 （やまもと さおり）
千葉県千葉リハビリテーションセンター言語聴覚科
言語聴覚士

田中春奈 （たなか はるな）
東京都健康長寿医療センター リハビリテーション科
言語聴覚士

松田雅弘 （まつだ ただみつ）
順天堂大学保健医療学部理学療法学科
理学療法士

土井一馬 （どい かずま）
東京リハビリテーションセンター世田谷リハビリテーション部門
作業療法士

山田紗弓 （やまだ さゆみ）
東京リハビリテーションセンター世田谷リハビリテーション部門
作業療法士

高橋真由美 （たかはし まゆみ）
東京リハビリテーションセンター世田谷リハビリテーション部門
言語聴覚士

立山菜津子 （たてやま なつこ）
東京リハビリテーションセンター世田谷リハビリテーション部門
作業療法士

矢島帆乃香 （やじま ほのか）
東京リハビリテーションセンター世田谷リハビリテーション部門
作業療法士

This book is originally published in Japanese
under the title of :

KŌJINŌKINŌSHŌGAI POKETTO MANYUARU
(Pocket Manual of Cognitive Rehabilitation)

Chief Editor :

HARA, Hiroyoshi
    Department of Rehabilitation Medicine
    Fujimori Hospital

© 2005 1st ed., © 2023 4th ed.

ISHIYAKU PUBLISHERS, INC

7-10, Honkomagome 1 chome, Bunkyo-ku,
Tokyo 113-8612, Japan

　本書の第1版を発刊したのは，2005年のことでした．2001年から厚生労働省による「高次脳機能障害支援モデル事業」が開始され，2004年には「高次脳機能障害診断基準」が出されるとともに，「高次脳機能障害支援普及事業」が開始されました．また，高次脳機能障害が精神保健障害者福祉手帳と障害年金の対象疾患となるなど，制度面でも大きな進歩がありました．

　本書はこうした背景のなかで，高次脳機能障害診療に携わる医療者のハンディな入門書として活用されてきました．その後，2011年に第2版，2015年に第3版を発行し，新しい神経心理学的検査や認知リハビリテーションの知見，最新のエビデンスを取り入れながらブラッシュアップをしてきましたが，8年の歳月を経て，この度，第4版を出版することになりました．

　本改訂では，第3版までの内容整理とともに，MRI拡散テンソル解析脳画像の知見，最新のリハビリテーションのエビデンスと実際，包括的支援などを加筆して，全面的な書き直しを進めました．

　高次脳機能障害の原因疾患となる脳血管障害，外傷性脳損傷，脳炎などは，毎年全国的に一定の頻度で発症がみられますが，これらにより生じる高次脳機能障害の診断および早期リハビリテーションは，急性期医療における重要な課題となっています．また，その後の回復期リハビリテーションでは，詳細な障害像の分析とエビデンスに基づいたリハビリテーションプログラムの立案・実施が求められます．個別の認知リハビリテーションとともに，多職種による包括的で全人的なリハビリテーション（包括的全人的リハビリテーション）が支持されています．さらに生活期においては，リハビリテーションの継続とともに，自立支援，就労支援など障害者総合支援法を活用したプログラムへ進むことになります．

　本書では，これらの各時期における必要な視点をふまえ，高次脳機能障害の基本理解からリハビリテーション治療・支援と

その継続の必要性までをわかりやすくまとめています．この第4版が高次脳機能障害に関わる医療者，患者さん・ご家族の一助となれば幸いです．

　最後に，第4版の執筆をいただきました実地臨床・研究・支援に取り組まれる新進気鋭の先生方，および第1版から変わらず支援をいただいている医歯薬出版編集部に深謝いたします．

2023年9月14日

原　寛美

　クモ膜下出血術後に生じた重度記憶障害例を続けて診察した
のは，筆者が東京大学医学部附属病院リハビリテーション部に
おいて研修を開始した1982年，1983年のことでした．当時は，
記憶障害に対する標準化された検査方法はおろか，リハビリ
テーション医療における指針すらも確立していない時期でし
た．当然のことながら，社会資源の活用方法や社会的再統合に
むけた援助方法も明確ではなく，リハビリテーションのノウハ
ウを求めて英文関連文献にあたるなど，まさに手探りの状態で
した．しかし，この経験を通して，高次脳機能障害がリハビリ
テーション領域の治療対象として大きな比重を占めること，さ
らに注目度が高まるであろうことを実感する契機となりました．
　その後，急性期病院である相澤病院でリハビリテーション科
専門医として仕事を開始してから，脳外傷に起因する高次脳機
能障害をもつ多くの若年者に接してきました．しかし，そのリ
ハビリテーションのなかでは，就労・復職などの社会的再統合
において極めて高いハードルがあることも経験しました．そう
した若年者を全例フォローアップできていたわけではなく，ド
ロップアウトした青年はその後どのような人生を送っているで
あろうか，ご家族はどうされているのであろうかと考え，リハ
ビリテーション医として十分な対応ができていなかったことが
しばしば頭をよぎりました．脳外科出身のリハビリテーション
医も，高次脳機能障害に関するシンポジウムに参加した際，「か
つて，何もしないで退院していった若者にすまない気がした」
と率直な感慨を述べていました．
　2001年から開始された厚生労働省の「高次脳機能障害支援モ
デル事業」により，高次脳機能障害に対する関心と理解は少し
ずつ普及してきました．2004年には，モデル事業により「高次
脳機能障害の診断基準」が提示され，もはや医療現場において
高次脳機能障害の見落としは許されるものではないこと，発症
（受傷）早期からの適切な評価とリハビリテーションが求めら
れる趨勢ともなってきました．

しかし，依然として高次脳機能障害に関しては，まだ多くのハードルがあるといえます．そのひとつに，日常診療における高次脳機能障害の診断とアプローチが難しいものであるという認識が払拭されていない点があります．また，リハビリテーションの方法論に関しては簡潔にマニュアル化されたものがないという現実もあります．高次脳機能障害の正しい理解とともに，適切なアプローチがベッドサイドから一般診療，リハビリテーション，さらには在宅医療においてもなされることが望ましい時代に入っています．

　本書『高次脳機能障害ポケットマニュアル』は，そのような目的にかなうことを目指して出版されました．相澤病院は，高次脳機能障害の患者さんに早期から接し，さらに長期間のフォローアップが可能な環境に恵まれています．そこから，私たちは実践的な診断・リハビリテーションのノウハウを多年にわたり集積してきました．難解な学説紹介ではなく，眼前の高次脳機能障害の患者さんに対して，どのように評価を進め，リハビリテーションを実践・援助していったらよいのかを示すことを心がけました．臨床現場で，大いにご活用いただけることを願っています．

　最後に，『嚥下障害ポケットマニュアル』（医歯薬出版）の意匠をモデルとして発行することを快く許可いただきました聖隷三方原病院の藤島一郎先生，難解な高次脳機能障害をわかりやすく解説し，医療スタッフが共有できるマニュアルとなるようにと支援をいただいた医歯薬出版の塚本あさ子さんに深謝いたします．

2005 年 10 月 20 日

相澤病院総合リハビリテーションセンター

原　寛美

目　次

目　次

高次脳機能障害とは何か

1—基本的概念

1. 脳機能の3つの基本的単位系 [1]

脳の機能には**表 1-1** に示す 3 つの基本的単位系が存在することを Luria は示している．①トーヌスおよび覚醒（vigilance）を調整する単位系，②情報の受容・分析・貯蔵を行う単位系，③活動のプログラミング・調整・制御を行う単位系である．

その単位系それぞれが障害されたときにみられる症状が，①の場合が意識障害，全般性注意障害など，②の場合が失語，失認，記憶障害，社会的認知障害，思考過程の障害など，③の場合が失語，失行，遂行機能障害，社会的行動障害などの症状につながると考えられる．

2. 大脳の巣症状としての失語・失行・失認から神経ネットワークの障害としての「高次脳機能障害」

失語・失行・失認は高次脳機能障害の代表的な症状であり，長い研究と臨床の歴史が受け継がれている．大橋による『臨床脳病理学』（1965 年）には 19 世紀の原著の説明から始まって，書籍が発刊された 1960 年代までの大脳の巣症状としての膨大な症例の紹介と分析，また引用原著論文と研究史が詳述されている [2]．

大脳の巣症状として Boca が運動失語の症例を報告したのは

表 1-1　脳機能の単位系と，その障害により生じる症状

Luria による3つの単位系	系の障害により生じる症状の例
①トーヌスおよび覚醒（vigilance）を調整する単位系	意識障害，注意（全般性注意，方向性注意）の障害
②情報の受容・分析・貯蔵を行う単位系	失語，失認，記憶障害，社会的認知障害，思考過程の障害など
③活動のプログラミング・調整・制御を行う単位系	失語，失行，遂行機能障害，社会的行動障害，運動麻痺（随意運動の障害）

（鹿島，1978） [1]

1861年，そして Wernicke が感覚失語を報告したのは 1874 年であった[3]．Liepmann による失行の概念が確立したのは 1900 年であり，その後，失行の**病型別局在論**が論じられるようになった．そして視覚失認研究の端緒は，Munk（1877）による精神盲の動物実験であったとされる．また視空間認知障害の代表例である Bálint 症候群は 1909 年の報告から始まっている[4]．半側空間失認が重視されるようになったのは，Brain（1950），Hécaen（1952）による報告からであり，比較的近年の研究から始まっているとされる．

左頭頂-後頭葉移行部病変による Gerstmann 症候群（手指失認，左右障害，失算，失書）が報告されたのは，1924 年に Gerstmann により自己の指を認知できず，指の名前も言えない症例報告が端緒であった．以後，身体失認としての手指失認（finger agnosia）が Gerstmann 症候群の中核をなすと長らく捉えられていた．

さらに『臨床脳病理学』のなかでは，巣症状の精神症状として，間脳-中脳領域，前頭葉，側頭葉，後頭葉病変などによる精神症状，記憶-知性障害が論じられている[2]．

こうした脳の局在論に対して，第一次，第二次世界大戦の前頭葉戦傷例や，1960～1980 年代以後には外傷性脳損傷による「びまん性軸索損傷」の病態が明らかとなってきた．それらは，局所的な脳病変により生じる症状ではなく，脳白質における連合線維や交連線維（2 章表 2-2）などに剪断損傷などが加わることで生じる症状であることが病理学的に明らかになった[5]（2 章図 2-11，2-12）．つまり脳の局在に依拠する症状の発現ではなく，脳内の**神経ネットワークの障害**として発症する症状として捉える考え方が出てきた．それにより失語・失行・失認とは異なる，記憶障害，注意障害，遂行機能障害，情動障害，社会的認知障害などの精神神経症状が生じていることが解明されてきた．

注意機能に関しては 2 章表 2-11 に示したが，3 つのシステム（ネットワーク）の関与が今日までに明らかにされている[6]．脳の局在論では論じることができない，多くの脳内のダイナミックな神経システムが注意機能に関与している．また大脳基底核や小脳における前頭前野とつながる認知ループも明らかになっ

ている[7,8]. 基底核や小脳の病変にて, 遂行機能や記憶などの認知機能の障害が生じることが説明されている.

このように, 従来の巣症状としての失語・失行・失認から, 神経ネットワークの障害として生じる記憶障害, 注意障害, 遂行機能障害などを含めた認知機能障害 (cognitive dysfunction) の全般が, 今日, 高次脳機能障害と総称されている.

2—高次脳機能障害の診断基準

1. わが国における診断基準

わが国おいては, 1950年の身体障害者福祉法施行以後, 肢体不自由とともに, 音声機能, 言語機能 (失語症など), または咀嚼機能の障害が, 身体障害者手帳と障害福祉系サービスの対象, さらに障害福祉年金の対象とされてきた. しかし, 前述の記憶障害, 注意障害, 遂行機能障害などの症状は, 身体障害者福祉系のサービスの対象外であった. そのため2001年から厚生労働省による**高次脳機能障害支援モデル事業**が開始され, そのなかで, 記憶障害, 注意障害, 遂行機能障害, 社会的行動障害の4つの認知機能障害が抽出された. この4症状のいずれか, あるいは重複による日常生活・社会生活上の困難な一群を対象とする行政的用語としての**高次脳機能障害の診断基準** (**表1-2**) が策定された[9]. その後, 2006年からは高次脳機能障害支援普及事業へとつながっている.

今日, 高次脳機能障害は精神障害としての精神障害者保健福祉手帳の対象病名となり, 障害者総合支援法のサービスが利用でき, さらに障害年金受給の対象疾患名にもなっている[10].

2. 検査対象となる認知機能の7領域

私たちは様々な情報を視覚や聴覚, 味覚, 嗅覚, 体性感覚を通じて知覚し, さらに認識しており, その情報を脳内で処理して, あるいは分析・貯蔵している. そして必要なときに情報を取り出して, 適切な行動にいかしていく機能を有している. こうした情報を知覚し, それを認識 (情報の受容・分析・貯蔵などの機能をいう) して活動にいかし調節する機能が**認知機能** (cognitive function) と総称されている.

表 1-2　高次脳機能障害診断基準

Ⅰ．主要症状等

1. 脳の器質的病変の原因となる事故による受傷や疾病の発症の事実が確認されている.
2. 現在，日常生活または社会生活に制約があり，その主たる原因が記憶障害，注意障害，遂行機能障害，社会的行動障害などの認知障害である.

Ⅱ．検査所見

MRI，CT，脳波などにより認知障害の原因と考えられる脳の器質的病変の存在が確認されているか，あるいは診断書により脳の器質的病変が存在したと確認できる.

Ⅲ．除外項目

1. 脳の器質的病変に基づく認知障害のうち，身体障害として認定可能である症状を有するが上記主要症状（1-2）を欠く者は除外する.
2. 診断にあたり，受傷または発症以前から有する症状と検査所見は除外する.
3. 先天性疾患，周産期における脳損傷，発達障害，進行性疾患を原因とする者は除外する.

Ⅳ．診断

1. Ⅰ～Ⅲをすべて満たした場合に高次脳機能障害と診断する.
2. 高次脳機能障害の診断は脳の器質的病変の原因となった外傷や疾病の急性期症状を脱した後において行う.
3. 神経心理学的検査の所見を参考にすることができる.

なお，診断基準のⅠとⅢを満たす一方で，Ⅱの検査所見で脳の器質的病変の存在を明らかにできない症例については，慎重な評価により高次脳機能障害者として診断されることがありうる.

表 1-3　認知機能の 7 領域

1. 学習・記憶	即時記憶，近時記憶（想起，手掛かりでの想起，再認），長期記憶（意味性，自伝的記憶），顕在学習
2. 言語	言語表出（呼称，喚語，流暢性，文法，統語），言語理解
3. 知覚運動統合	視覚認知，視覚構成，知覚－運動，行為，覚知
4. 注意	全般性，持続性，分配性，選択性，処理速度
5. 遂行機能	プランニング，意志決定，ワーキングメモリー，フィードバックの反応と誤りの修正，最優先の習慣と抑制，柔軟性
6. 社会的認知	感情の認知，他者心理の理解 theory of mind，社会的交流
7. 情報処理速度と反応時間	課題の処理速度，正確さ

（Eramudugolla R, et al, 2017 [11]，D'Souza A, et al, 2019 [12]）

では，認知機能には具体的にどのような領域があるのだろうか．**表1-3**には，認知機能とされる主要な領域を掲げた．ここでは，学習と記憶，言語，注意，遂行機能，知覚運動統合，処理速度，社会的認知の7領域が分類されている．

　表1-3における1から6の領域は，DSM-5（Diagnostic and Statistical Manual of Mental Disorders）[5]のなかで分類されている認知機能である[11]．7の情報処理速度と反応時間は，注意機能に含めている場合もあるが，別の文献中に採用されている認知機能であり，他の領域とは異なる個別の認知機能として評価されるべきとして論じられている[12]．認知機能の検査法であるSDMT（symbol digit modality test）や，Kohs立方体組み合わせテストなど，時間的な制限内での課題遂行の検査では，処理速度が評価対象となっている．さらにCATのVisual cancellationとPosition stroopの所要時間は，処理速度も評価対象となる．

　このような認知機能が，脳外傷や脳卒中などを原因に障害された様々な症状が「**認知機能障害（cognitive dysfunctions）**」と呼ばれる．症状として，失語，失行，失認，記憶障害，注意障害，遂行機能障害，社会的行動障害などが含まれる．現在はそれが「**高次脳機能障害（higher brain dysfunctions）**」として総称されている．そして言語や視覚認知情報などを刺激して，認知機能を改善していく，あるいは日常生活・社会生活上の困難や不自由さを軽減していくプロセスが「**認知リハビリテーション（cognitive rehabilitation）**」となる[13]．

　外傷性脳損傷（traumatic brain injury：TBI）においては，認知機能の障害が重要な中核症状として認められて，残存する．注意障害，記憶障害，遂行機能障害，それに行動と感情の制御の障害などが残り，柔軟性の欠如，衝動性，行動の制御困難，脱抑制，感情の障害なども認められる．そうした症状の残存が，就労と社会活動上の制約につながる．

3. 高次脳機能障害の検査法

　表1-4には諸外国およびわが国でも使用可能な認知機能検査がカバーしている認知機能領域例を示した．

　WAISはこの7領域すべてをカバーしているとされる．SDMT（Symbol Digit Modality Test）は，3，4，7の領域を，Stroopテス

表 1-4 諸外国およびわが国でも使用可能な神経心理学的検査がカバーする領域例

検査法	学習・記憶	言語	知覚・運動	注意	遂行機能	処理速度	社会的認知
TMT			○	○	○	○	
PASAT				○	○	○	
WAIS	○	○	○	○	○	○	○
FIM-Cog	○	○					○
Rey 複雑図形	○		○				
MMSE	○		○				
Stroop テスト				○	○	○	
SDMT				○	○	○	
WMS	○	○	○		○		

* TMT：Trail Making Test，PASAT：Paced Auditory Serial Addition Test，WAIS：Wechsler Adult Intelligence Scale．FIM-Cog：Functional Impairment Measure-Cognition．MMSE：Mini Mental Scale，SDMT：Symbol Digit Modality Test，WMS：Wechsler Memory Scale

(D'Souza A, et al, 2019)[12]

ト（Stroop Color Word Test：SCWT）は，3，5，7 の領域を評価できる検査法である．TMT（Trail Making Test）は 3，4，5，7 の領域を評価できる検査法である．

　社会的認知の評価法は確立していないが，D'Souza らの評価法の論文では，WAIS と FIM 認知（社会的認知-社会的交流）に含まれる下位検査がカバーしているとしている[12]．

　このように検査の実施においては，どの認知機能の領域を検査するのかが問われる．

　認知機能の検査法は，**神経心理学的検査**ともいい，構成概念妥当性（construct validity），再検査信頼性（test-retest reliability），それに反応性（responsiveness）において，それぞれの要件を満たしていることが求められている．

　構成概念妥当性とは，検査結果が対象とする症状をどれだけ的確に反映しているかである．再検査信頼性とは，一定の間隔をあけて同一検査を実施したときの相関で計測される信頼性である．反応性とは経時的な症状の変化（改善，あるいは悪化）の度合いを，検査結果に鋭敏に反映できることである．

　認知機能の評価法においては，エビデンスに依拠するという

考えがある．①複数の原著論文で使用されていること，②厳密な評価と信頼性の点で十分な情報を有していること，③妥当性と信頼性が検証されていること，さらに④検査のマニュアルが備わっていることであるとされる[14]．そして年代別健常者のデータが呈示されていて，cut-off 値が示されていることも条件となる．高次脳機能障害の診断においては，可能な限りこうしたエビデンスに依拠する認知機能の評価法を優先して用いていくことが基本となる[15]．

3─疫学調査からみる高次脳機能障害の頻度と支援

1. 原因疾患

　わが国における高次脳機能障害の原因疾患と疫学に関する調査研究の報告には，東京都高次脳機能障害調査報告書（平成 11年度）[16]，渡邉らによる東京都における高次脳機能障害者総数の推計の研究[17]，厚生労働省高次脳機能障害支援モデル事業による調査（2001 年～2006 年）[18]，日本高次脳機能障害学会の高次能機能障害全国実態調査報告書[19] などがある．

　表 1-5，1-6 には東京都調査（平成 11 年度）による原因疾患と症状，その頻度を示した．原因疾患としては脳血管障害が最も多く，次に頭部外傷，脳腫瘍，脳炎，低酸素脳症と続く．主な症状とその頻度に関しては失語症が最も多く，高次脳機能障害の代表例であることが示されている．次に注意障害，記憶障害，行動と情緒の障害（定義が記載されている），半側空間無視，遂行機能障害，失行，半側身体失認，地誌的障害，失認が主要症状となる．

　一方，表 1-7 には 2001 年から厚生労働省が実施した「高次脳機能障害支援モデル事業（2001～2005）」での実態調査による原因疾患を示した．この調査では，それまでの身体障害者福祉法などの対象には該当していなかった後遺症を有していて，年齢は 18～65 歳で社会復帰を想定できる 424 人を調査の対象としている．そのため失語症を主とする対象者などはあらかじめ除かれており，東京都で実施した高次脳機能障害者を包括した調査結果とは異なる結果である．

　原因疾患としては外傷性脳損傷が最も多くなっている．この

表 1-5 高次脳機能障害原因疾患（平成 11 年度東京都調査報告書）

脳血管障害	79.7%
頭部外傷	10.1%
脳腫瘍	4.2%
脳炎	1.5%
低酸素脳症	1.1%
アルコール症	0.7%
その他	2.7%

（東京都高次脳機能障害者実態調査研究会，2000)[16]

表 1-6 高次脳機能障害の症状と頻度（平成 11 年度東京都調査報告書）

失語症	56.9%
注意障害	29.8%
記憶障害	26.2%
行動と情緒の障害	20.4%
半側空間無視	20.2%
遂行機能障害	16.0%
失行症	11.1%
半側身体失認	5.9%
地誌的障害	5.9%
失認症	5.1%

* この調査での「行動と情緒の障害」とは，脳損傷に起因する不安・破局反応，無関心，精神運動興奮状態，抑うつ状態を対象としている．
（東京都高次脳機能障害者実態調査研究会，2000)[16]

表 1-7 高次脳機能障害支援モデル事業実態調査での原因疾患内訳

原因疾患	割合（%）
外傷性脳損傷	76.2%
脳挫傷	42.9%
びまん性軸索損傷	20.0%
外傷性くも膜下出血	4.0%
外傷性脳内血腫	3.1%
硬膜下血腫	1.4%
硬膜外血腫	0.7%
その他	3.8%
脳血管障害	17.0%
脳梗塞	3.1%
脳出血	2.4%
くも膜下出血	9.0%
脳動静脈奇形	1.4%
もやもや病	1.2%
低酸素脳症	2.8%
脳炎	1.7%
脳腫瘍	1.2%
その他	0.9%

（蜂須賀，2016)[18]

1：高次脳機能障害とは何か

調査での主要症状は，記憶障害90％，注意障害82％，遂行機能障害75％，社会的行動障害81％（対人技能拙劣53％，固執症46％，依存性・退行51％，感情コントロール低下44％，意欲・発動性低下47％），病識欠如60％などであった[18]．症状は重複して認められている．

　この調査結果からは，原因疾患として外傷脳損傷，くも膜下出血，脳動静脈奇形，もやもや病，低酸素脳症，脳炎などの場合には，高次脳機能障害の評価と診断が必要となることが示されている．

2. 高次脳機能障害の患者数の調査

　患者数については，渡邉らによる東京都の高次脳機能障害者数の調査を行った報告がある．それによると東京都における推計患者数は49,000人（人口1,300万人）であった[17]．この推計を適用することで，各都道府県における患者数が概算可能になる．さらに，蜂須賀らにより実施された6～69歳の福岡県民を対象とした前向き調査では，中等度・重度高次脳機能障害の発症率は，年間で6.4人／10万人であったと報告されている[20]．

4―高次脳機能障害の診断とリハビリテーションのあり方

1. 高次脳機能障害の診断

　高次脳機能障害という名称はあくまで認知機能の障害の総称である．そのため治療・リハビリテーションにつながる障害像を明らかにできる診断名・症状の分析がまず必要となる．さらに，その重症度の評価も必要となる．症状の特性にフォーカスをあてて評価・診断を進めるには，病歴，脳画像所見，行動観察，質問紙法，それに認知機能評価（神経心理学的検査），中核となる高次脳機能障害の個別の検査（評価）の順で実施していく（**図1-1**）．

　認知リハビリテーションプログラムの立案では，対象となる認知機能障害がどのような症状であるのかが問われる．たとえば遂行機能障害が主な症状であれば，エビデンスの高い遂行機能障害に対する認知リハビリテーションプログラムを立案・実

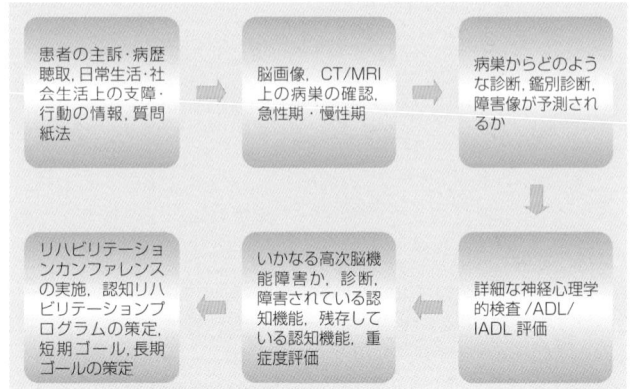

図1-1　高次脳機能障害の診断プロセス

行することが改善につながる．そのため診断プロセスは極めて重要となる．

2. 高次脳機能障害者に対する医療・リハビリテーションサービスの内容

　日本高次脳機能障害学会高次脳機能障害全国実態調査委員会による高次脳機能障害全国実態調査が報告されている．2015年から前向き調査として実施され，221施設における12,753名の高次脳機能障害者を対象としている．そのなかで，どのような医療・リハビリテーションなどのサービスが実施されているかがまとめられている．**図1-2**に示すが，診断・評価から始まり，認知リハビリテーション，代償法の指導，自立生活のための訓練・支援，復職の訓練・支援，社会資源（社会保障制度など）の利用，家族・周囲の人への指導など多岐に及んでいる[19]．

　大きく分類すると，①診断・評価，②認知リハビリテーション，③自立生活・就労支援，④社会資源利用・家族指導などとなる．そのために，医療リハビリテーションスタッフ（医師，理学療法士，作業療法士，言語聴覚士，看護師，公認心理師，神経心理士，社会福祉士），さらに自立生活支援，職業リハビリテーションの関係職を含めた，多職種の関与が求められる（7章参照）．

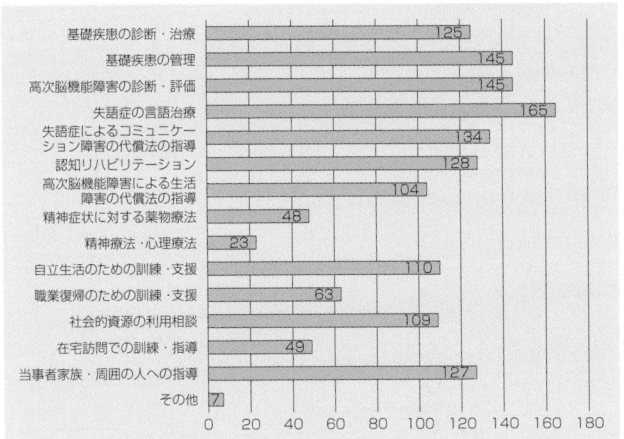

図 1-2　高次脳機能障害者に対する医療・リハビリテーションサービス
（日本高次脳機能障害学会高次脳機能障害全国実態調査委員会，2016）[19]

3. チームアプローチのあり方

(1) 包括的全人的認知リハビリテーション [21, 22]

　高次脳機能障害に対する認知リハビリテーションの介入方法については，多職種による**包括的**（comprehensive）で**全人的**（holistic）なリハビリテーションが求められる．この**包括的全人的認知リハビリテーション**（Comprehensive-Holistic Neuropsychologic Rehabilitation）（**表 1-8**）は，エビデンスのある手法として支持されている [23, 24]．医師，看護師，理学療法士，作業療法士，言語聴覚士，公認心理師，社会福祉士等のチームが，身体面，認知面，心理面，経済面などに包括的に関わる介入方法である．

(2) 高次脳機能障害者に対する自立生活・就労支援 [25]

　自立生活・就労支援のプロセスでは，障害者総合支援法が利用されるために，精神障害者福祉手帳の取得が必要となる．また社会保障制度としては，障害基礎年金・障害厚生年金（精神の障害）の利用が可能である [7]．前者が初診日から半年，後者は 1 年半経過の時期にてその診断書の記載が可能となる（8 章参照）．

表1-8　包括的全人的認知リハビリテーション

・統合された治療環境にて個別訓練とグループ訓練などを実施，認知機能，自己
　認識の向上と対人関係のスキルアップ，感情コントロールを目的とする
　例：認知訓練（個別訓練と集団訓練）+PT，OT，ST 訓練
　週15時間，16週間

・障害されている認知機能への介入，感情コントロール，対人関係形成
　統合された治療環境におけるスキルの修得
　集団訓練でのフィードバックと自己評価

(Cicerone KD, et al, 2008)[21]

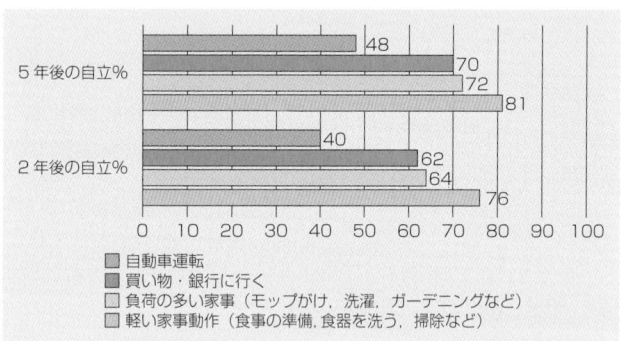

図1-3　TBI における自立生活の経過

(Olver JH, et al, 1996)[28]

　また精神障害者福祉手帳は2年ごとの更新が，障害者年金の場合には，3〜5年ごとの更新が必要となる．そのために，症状の変化やその間の自立・就労状況の変化などを，医療機関での診療を経て診断書に記載をしていくプロセスが求められている．

　多職種でのアプローチによる自立と就労支援は，短期間では終わることのないスパンの関与が望まれる[26]（7章参照）．

(3) TBI における長期的な自立生活と就労状況，支援の継続性

　中等度から重度の外傷性脳損傷者（TBI）の5年以上にわたる長期的な就労率について，38論文を対象としたメタ解析がある．全体では5年以上の就労率は42.2%，受傷前の職業への復帰は33%であった．受傷後の何らかの就労率は1年で34.9%，5年で42.1%，5年以上で49.9%となっていた[27]．

　一方で自立生活と就労状況を，受傷から2年と5年の経過でフォローした豪州の TBI リハビリテーション専門病院の報告が

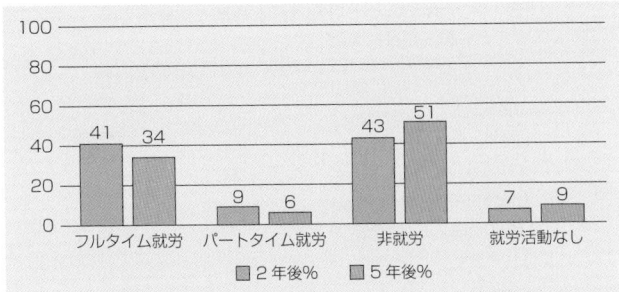

図 1-4　受傷前就労群 TBI における就労状況の推移

(Olver JH, et al, 1996)[28]

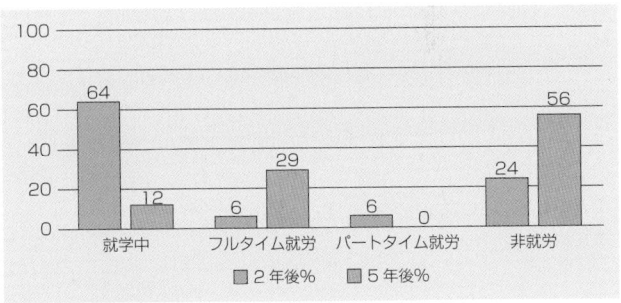

図 1-5　受傷前就学群 TBI における就労状況の推移

(Olver JH, et al, 1996)[28]

ある[28]. そのなかでは，家庭と社会生活における自立状況は，5年のスパンで，しだいに改善をみている（**図 1-3**）.

　しかし，受傷前に就労していた患者群では，2〜5 年後に非就労率が増加（43% → 51%）している（**図 1-4**）. また受傷前就学群においては，5 年後の非就労率は 56％に及ぶ（**図 1-5**）. その主たる要因は，認知機能と情緒・行動面の障害が改善しないことであるとされている（**表 1-9**）. そのため TBI に対しては，たとえ継続的でなくとも，終生（life long）にわたる支援と関わりが求められると重い結論が述べられている.

　他の原因疾患による高次脳機能障害においても，同様な傾向となる可能性を考慮して支援の継続性が求められるといえる.

4-高次脳機能障害の診断とリハビリテーションのあり方

表 1-9　TBI における認知機能と情緒・行動面の障害．頻度と経過

症状	2 年後	5 年後
忘れやすさ	69%	71%
緩徐な思考	64%	69%
集中力の低下	63%	60%
疲れやすさ	68%	73%
計画性の低下	43%	48%
いらだち	68%	66%
衝動性	43%	44%
不適切な社会的行動	31%	36%
促しが必要	47%	46%
自己中心的	38%	36%
不安	51%	53%
抑うつ	54%	58%

(Olver JH, et al, 1996)[28]

（原　寛美）

■文献
1）鹿島晴雄（訳）；Luria 神経心理学の基礎，医学書院，1978.
2）大橋博司：臨床脳病理学 復刻版，創造出版，1965，医学書院，1998.
3）大橋博司：失語症，第 6 版，中外医学社，1987.
4）鈴木匡子：Bálint 症候群．注意と意欲の神経機構（日本高次脳機能障害学会教育・研修委員会編），新興医学出版，2014．pp81-95.
5）益澤秀明：びまん性軸索損傷と '脳外傷による高次脳機能障害' の特徴．高次脳機能研究，35（3）：265-270，2015.
6）Posner M I, Petersen S E : The attention system of the human brain. Annu. Rev Neurosci, 13 : 25-42, 1990.
7）乾　哲也：大脳基底核のネットワーク．症例で学ぶ脳卒中のリハ戦略（吉尾雅春編）．医学書院，2018．pp22-32.
8）森　涼子：小脳系のネットワーク．症例で学ぶ脳卒中のリハ戦略（吉尾雅春編）．医学書院，2018．pp33-37.
9）中島八十一・他編：高次脳機能障害ハンドブック-診断・評価から自立支援まで，医学書院，2006.
10）中島八十一：高次脳機能障害の診断と書類の記載方法．日医誌，145（6）：1191-1195，2016.
11）Eramudugolla R, et al. : Evaluation of a research diagnostic algorithm for DSM-5 neurocognitive disorders in a population-based cohort of older adults. Alzheimers Res Ther, 9 : 15, 2017.
12）D'Souza A, et al : Measuring change over time: A systematic review of evaluative measures of cognitive functioning in traumatic brain injury. Front Neu-

rol, 10：353，2019.

13）鹿島晴雄・他：認知リハビリテーション，医学書院，1999.

14）Holmbeck GN, et al. : Evidence-based assessment in pediatric psychology: measures of psychosocial adjustment and psychopathology. J Pediatr Psychol, 33：958-80. 2008.

15）原　寬美：評価法の使い方 シリーズ I 総論④　第 5 回高次脳機能障害. 総合リハ，48：483-489，2020.

16）東京都高次脳機能障害者実態調査研究会：高次脳機能障害者実態調査報告書平成 11 年度．東京都衛生局医療計画部医療計画課 編，2000. https://iss.ndl.go.jp/books/R100000002-I023866108-00

17）渡邉　修・他：東京都における高次脳機能障害者総数の推計．Jpn J Rehabil Med，46：118-125，2009.

18）蜂須賀研二：高次脳機能障害の原因疾患と疫学．日医誌，145(6)：1175-1178，2016.

19）日本高次脳機能障害学会/高次脳機能障害全国実態調査委員会：高次脳機能障害全国実態調査報告書．高次脳機能研究，36：492-502，2016.

20）蜂須賀研二・他：日本の高次脳機能障害者の発症数．高次脳機能研究，31(2)：143-150，2011.

21）Cicerone KD, et al. : A randomized controlled trial of holistic neuropsychologic rehabilitation after traumatic brain injury. Arch Phys Med Rehabil, 89 : 2239-2249, 2008.

22）浦上裕子・他：脳損傷後の高次脳機能障害に対する包括的集中リハビリテーションの効果．Jpn J Rehabil Med，47：232-238，2010.

23）渡邉修：認知リハビリテーションのエビデンス．Jpn J Rehabil Med，50：530-535，2013.

24）Cicerone KD et al. : Evidence-Based Cognitive Rehabilitation: Systematic Review of the Literature From 2009 Through 2014. Arch Phys Med Rehabil, 2019.

25）中島八十一，今橋久美子：福祉職・介護職のためのわかりやすい高次脳機能障害．原因・症状から生活支援まで，中央法規出版，2016.

26）大塚恵美子，小倉由紀・他編：わたしたち働いています．事例から見る小児期高次脳機能障害の発症から就労まで，エスコアール，2022.

27）Gormley M et al. : Long-term employment outcomes following moderate to severe traumatic brain injury: a systematic review and meta-analysis. Brain Injury, 33 : 1567-1580, 2019.

28）Olver JH, et al. : Outcome following traumatic brain injury: a comparison between 2 and 5 years after injury. Brain Injury, 10 : 841-848, 1996.

文献

2

高次脳機能障害の病態と原因

1—原因疾患と主な症状

　高次脳機能障害の原因疾患と症状の内訳について，日本高次脳機能障害学会の全国実態調査報告書による原因疾患と症状の内訳を**図 2-1**，**2-2** に示した[1]．

　原因疾患では脳卒中が全体の 3／4 を占めるが，次いで外傷性脳損傷 10％，脳腫瘍，変性疾患と続く．症状は失語症と注意・遂行機能障害が多く，次に記憶障害，行動と情緒の障害，失認症・失行症と続いている．

　図 2-3 には筆者が勤務していた長野県高次脳機能障害支援拠点病院（桔梗ヶ原病院）における高次脳機能障害の診療件数と原因疾患（2014〜2017 年）である．外傷性脳損傷が 45％ と最も多く，特に若年層における大きな原因となっていた．一方，50 代，60 代でも外傷性脳損傷は一定の割合を占めていた．脳出血は 23％ と次に多く，病型としては視床出血，被殻出血，尾状

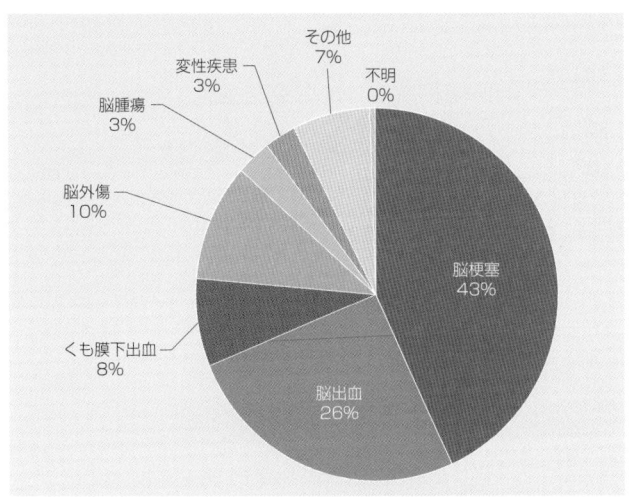

図 2-1　高次脳機能障害の原因疾患
（日本高次脳機能障害学会高次脳機能障害全国実態調査委員会，2016）[1]

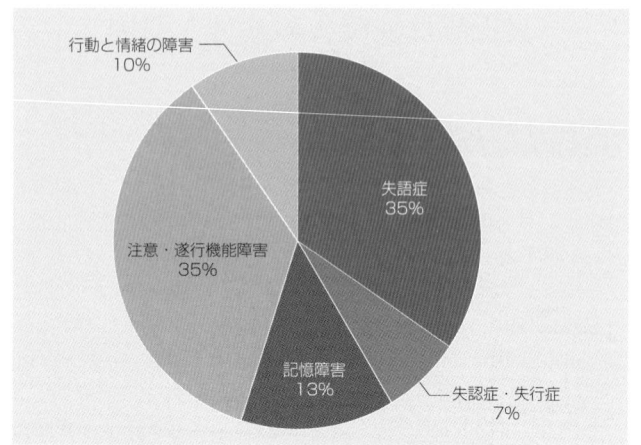

図 2-2　症状の内訳

（日本高次脳機能障害学会高次脳機能障害全国実態調査委員会，2016）[1]

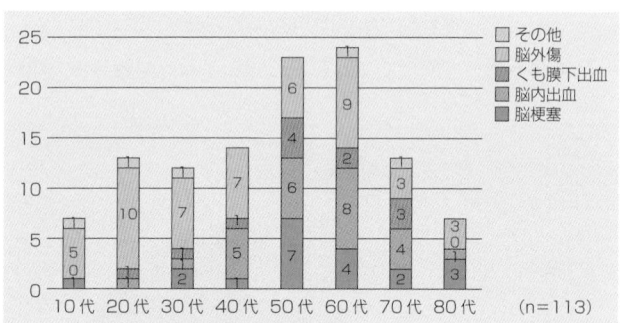

図 2-3　高次脳機能障害の年代別原因疾患

核出血，頭頂葉皮質下出血などであった．視床と基底核が前頭連合野などとの神経ネットワークを形成しており，高次脳機能障害を発症する重要な部位とみなされる[2,3]．

2―頭部外傷による高次脳機能障害

1. 外傷性脳損傷の病型分類

　外傷性脳損傷（TBI）は，受傷機転により**局所性脳損傷**（focal

表 2-1　外傷性脳損傷の 2 つの病型

局所性脳損傷 （接触損傷など）	脳挫傷（直撃損傷 coup injury，対側損傷 contracoup injury）， 急性硬膜外血腫，急性硬膜下血腫，脳内出血
びまん性脳損傷 （加速損傷）	びまん性軸索損傷（広範囲での白質神経線維軸索断裂）

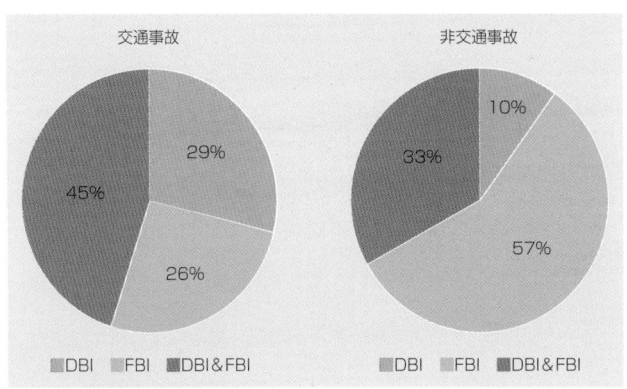

図 2-4　受傷原因別の TBI 病型　　　　　　　　　　　　　（小山，2004）[4]

brain injury：FBI）**とびまん性脳損傷**（diffuse brain injury：DBI）
の 2 つの病型に分類される（**表 2-1**）．そして，これら局所性脳
損傷（FBI）とびまん性脳損傷（DBI）が合併した病型がある[4]．
　外傷性脳損傷の原因としては，**交通事故**と**非交通事故**（転倒，
転落）があげられる．その原因別の病型の頻度を**図 2-4** に示し
た．交通事故が原因の場合は，びまん性脳損傷（DBI）の割合
が高く，転倒・転落の場合には局所性脳損傷（FBI）の割合が
高くなる．また交通事故,非交通事故ともに局所性脳損傷（FBI）
とびまん性脳損傷（DBI）が合併する病型が多いことにも着目
すべきである．つまり脳挫傷，外傷性脳内出血と診断されてい
ても，びまん性脳損傷（DBI）の病態が併存する可能性を考慮
して神経心理学的検査を進めることが必要となる．**図 2-5** には
外傷性脳損傷（TBI）における年齢と性別分布を示した．年齢
では若年層と 50～70 歳代の 2 峰性となっている．前者が交通事
故を，後者は転倒・転落などの非交通事故を原因としている傾
向を示す．また女性よりも男性が多いことが特徴である．

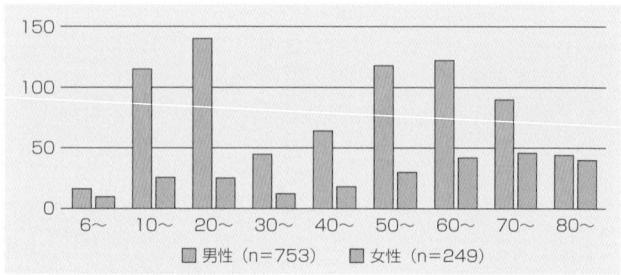

図 2-5　TBI 受傷の年齢と性別分布　　　　　　　　　　　　　（小山, 2004）[4]

■ 男性（n=753）　■ 女性（n=249）

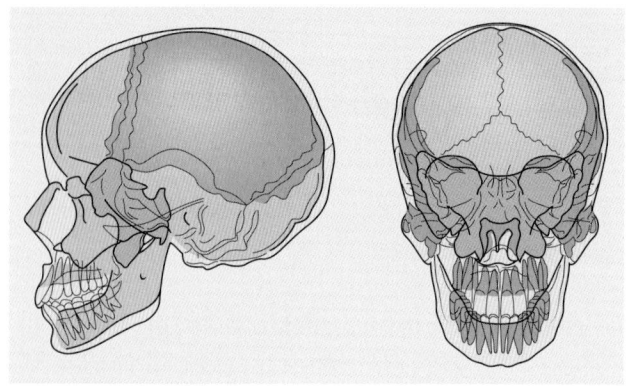

図 2-6　蝶形骨の解剖学的位置

2. 脳挫傷

　局所性脳損傷（FBI）の代表的な一つが脳挫傷であり，**図 2-6**のような頭蓋骨内側面形状（例：蝶形骨）により，前頭葉と側頭葉における局所性病変（脳挫傷）の好発部位となる．

　図 2-7 には脳挫傷例の頭部 CT と MRI 画像の時間的経過を示した．第 1 病日で，CT 画像では左前頭葉と側頭葉に病変を僅かに認めるが，MRI 画像では病変が明瞭に確認される．そして第 2 病日では，CT 画像でも明瞭となっている．さらに第 7 病日では，脳浮腫の悪化と脳幹部（中脳）への圧迫が認められている．意識障害の悪化や動眼神経麻痺の発現，さらに失語症状などの悪化が考えられる．こうした経時的な脳画像の変化と，病変の

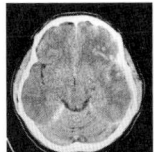 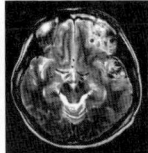 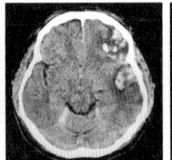 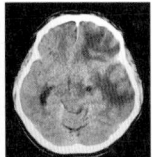

a：第1病日 CT　　b：第1病日 MRI　　c：第2病日 CT　　d：第7病日 CT
　　　　　　　　　（T2強調画像）

図 2-7　脳挫傷の頭部 CT の変化と MRI 所見

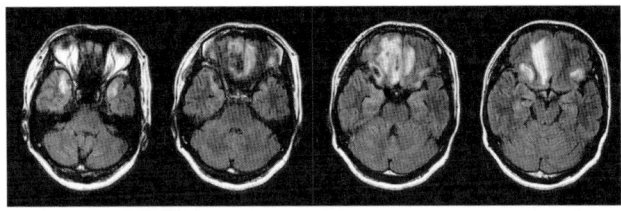

図 2-8　慢性期脳挫傷例の MRI（Flair 画像）
両側眼窩前頭皮質と両側側頭葉内側面に病変を認める

局在による臨床症状の変動が認められることが脳挫傷の特徴でもある．このため，前頭葉と側頭葉の認知機能を反映する神経心理学的検査が必要となる．

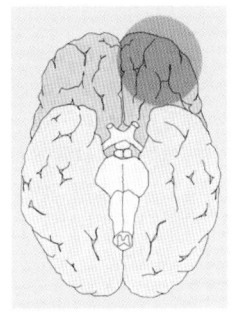

図 2-9　眼窩前頭皮質（OFC）

　図 2-8 には脳挫傷における慢性期の MRI 画像を示した．ここでは両側眼窩前頭皮質（orbitofrontal cortex：OFC）（**図 2-9**）に主病変が認められている．この部位は社会的行動と情報処理に関与しており，刺激・情報に対して直感的に推測的な判断・意志決定を担っており，的確な帰結予測と行動選択に関わっている．そのため，この病変では重大な不利益をもたらす選択や短視眼的な行動をとり，帰結予測ができない行動につながる可能性がある[5]．このような症状の診断につながる神経心理学的検査として，アイオワ・ギャンブリング課題（Iowa Gambling Task）があり，帰結予測能力の検査法として利用されている[6]．

2-頭部外傷による高次脳機能障害

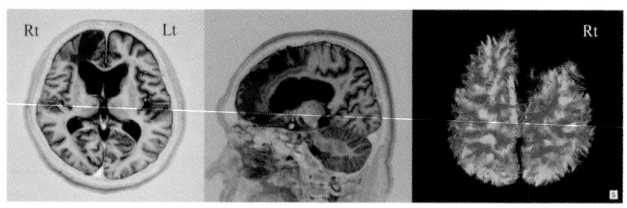

図2-10 右前頭葉脳挫傷例
左：MRI STIR 画像軸状断，中：MRI STIR 画像矢状断，右：MRI 全脳トラクトグラフィ
STIR：Short T1 Inversion Recovery

図2-10には，右前頭葉脳挫傷の慢性期のMRI画像を提示した．右眼窩前頭皮質から前頭極，背外側前頭前野にかけての脳挫傷病変が認められる．しかし，図2-10右に示すMRI全脳トラクトグラフィでは，脳梁，前頭葉内側面を含めて広範囲に神経欠損が認められている．局所性脳損傷と，後述するびまん性軸索損傷の病型が合併している病態と考えられる．

3. びまん性軸索損傷

びまん性軸索損傷（diffuse axonal injury：DAI）とは，加速損傷として回転加速度が深部白質の神経線維軸索に加わり，伸展や剪断（shearing injury）が生じることで発症する．白質の広範位に神経線維の軸索断裂を引き起こす病態である．大脳の連合線維や交連線維（**表2-2**）が広範に損傷を受ける．それにより認知機能に関与する脳機能の局在が離断される，あるいは直接的に損傷され，複数の高次脳機能障害や多様な神経障害を引き起こす[7]．前頭葉（背外側前頭前野，眼窩前頭皮質など）とその神経結合の部位（皮質下白質，基底核，視床）が病変の好発部位とされ，前頭葉の求心系・遠心系の神経結合の離断が生じる．遂行機能障害による認知・行動の異常などが長期間持続し顕在化することが特徴である．症状を分析するために詳細な認知機能の検査（神経心理学的検査）が必要とされる，

また脳幹の線維や投射線維の損傷により，運動麻痺や運動失調などの神経症状を引き起こし遷延化することがある．外傷性脳損傷患者でTandem Gait検査で異常が認められるケースは，受傷の2年後に25％に及ぶとの報告がされている[8]．

表 2-2　白質における神経線維の分類

脳幹の線維	上小脳脚，中小脳脚，下小脳脚，内側毛帯，皮質脊髄路
連合線維	**上縦束**：大脳半球の半卵円中心の外側部にある長大な線維束．前頭葉，後頭葉，側頭葉を連結する．言語復唱や視空間認知に関与する． **下縦束**：側頭葉および後頭葉の全長にわたって走行し，側頭葉前部と後頭葉後部を連結する．視空間認知と視覚性記憶に関与する． 下前頭後頭束：前頭葉から後頭葉，頭頂葉後部，側頭葉へ至る線維束． **鈎状束**：扁桃体・海馬から側頭葉・梁下野を連結する．言語機能と潜在性記憶に関与する． **帯状束**：前頭葉内面の傍嗅部から脳梁背面上に伸び，脳梁膨大後方で彎曲・下降し前進し海馬傍回へ至る線維束．情動，視空間処理，記憶に関与する． **脳弓**：海馬，視床前部，中隔，乳頭体を連結する線維束．エピソード記憶に関与する．
投射線維	**視床放線，皮質脊髄路**
交連線維	**脳梁**：左右大脳半球間の連絡経路．損傷により脳梁離断症候群（左視野の呼称障害，失読，左手の失書，失行など），記憶障害などの高次脳機能障害が生じる．

（下地，2015）[9]

（1）びまん性軸索損傷の脳画像検査

　脳画像検査では，初期の意識障害や神経症状の重篤さに比べて，通常の頭部 **CT・MRI画像**で病変を反映する所見に乏しいことが特徴である．しかし，急性期における脳画像所見は極めて重要である．また脳挫傷の場合では，病変の部位と広がりを画像上で確認できるが，びまん性軸索損傷においては通常の脳画像検査では病変の部位と広がりの確認は不可能であることが多い．

　確認される病変として，MRI の T2*(star) 強調画像における微小出血病変がある．大脳皮質下，脳梁周囲，側脳室周辺の深部白質に認めることで診断につながることがある．**図 2-11，2-12** に示すが，連合線維（表 2-2）の神経線維束の走行にそって微小出血病変が認められることが多い．また，急性期には交連線維である脳梁，さらに脳弓に MRI にて病変が認められることがあり，びまん性軸索損傷の診断につながる（**図 2-13，2-14，2-15**）．

（2）びまん性軸索損傷における MRI 拡散テンソル解析

　びまん性軸索損傷の特徴である白質神経線維損傷の病態を診

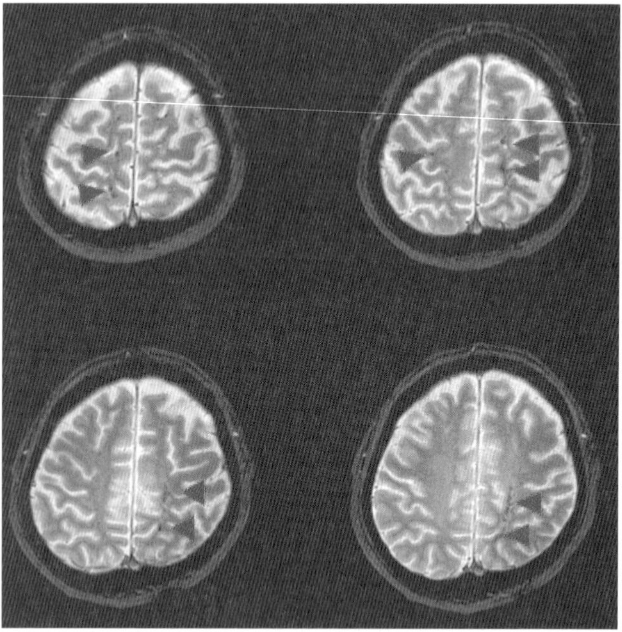

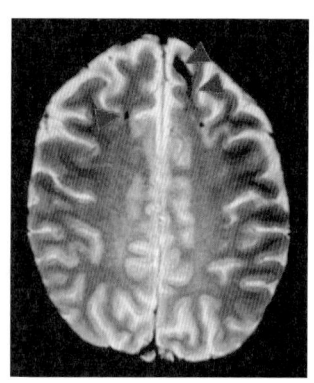

図 2-11　びまん性軸索損傷例における頭部 MRI T2*強調画像
神経線維束の走行にそった低信号域が前頭葉から頭頂葉皮質下に認められる

断するためには，**MRI 拡散テンソル解析**が，有用かつ不可欠な検査法であることが明らかにされている[10, 11]．非侵襲的に脳の白質神経路を同定，計測しうる唯一の手法である．MRI 拡散テンソル解析は脳内における水分子の拡散を指標として，神経線維追跡アルゴリズムに基づいて処理する．これにより白質神経路を可視化する**トラクトグラフィ**（tractography）の作成が

図 2-12　びまん性軸索損傷例における MRI T2*強調画像
両側前頭葉皮質下に白質神経線維の走行にそった低信号域を認める

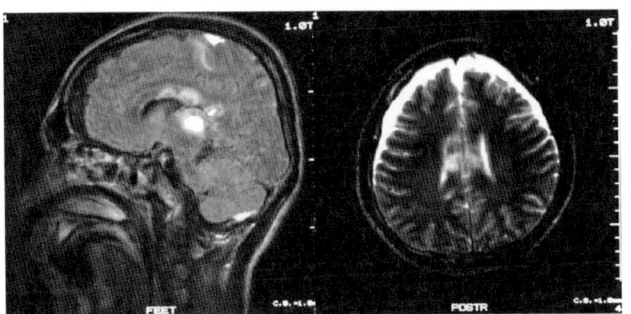

図 2-13　TBI の急性期 MRI
（左：拡散強調画像，右：T2 強調画像），脳梁損傷と，視床・前頭葉皮質に出血性
病変を認める

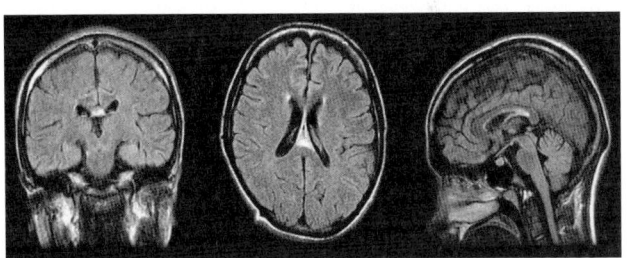

**図 2-14　急性期 MRI（Flair 画像）にて脳梁と脳弓に病変を認めるびまん
性軸索損傷例**

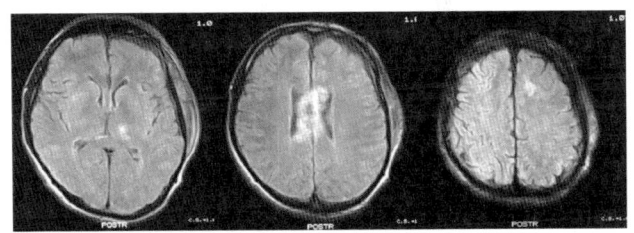

**図 2-15　急性期 MRI（Flair 画像）にて左視床と脳梁，左前頭葉皮質下に
病変を認めるびまん性軸索損傷例**

可能となる．さらにその定量化解析が近年可能となってきてい
る．また解析ソフトを用いて，**全脳トラクトグラフィ**の描出が
可能となってきている（コネクトーム解析）[12]．

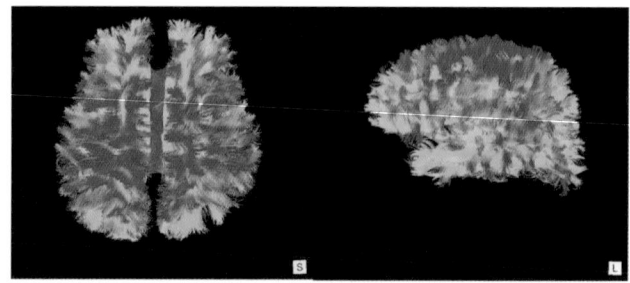

図 2-16　健常例における全脳トラクトグラフィ
左：Top view，右：Lateral view

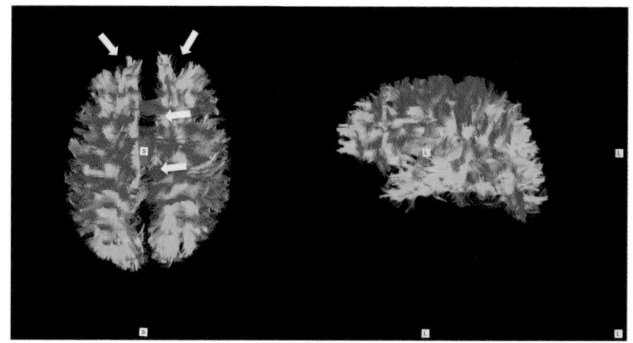

図 2-17　びまん性軸索損傷例における全脳トラクトグラフィ
脳梁や両側前頭極などにおける神経欠損が認められる（矢印）

　図 2-16 には健常例の全脳トラクトグラフィを示した．図 2-17 にはびまん性軸索損傷と診断された症例の全脳トラクトグラフィを示す．脳梁と両側前頭極など前頭葉における神経線維の欠損が認められる．びまん性軸索損傷では，脳の広範囲に神経線維の損傷をきたしているために，MRI 拡散テンソル解析による全脳の画像診断は有用である．

　トラクトグラフィ作成時の関心領域（region of interest：ROI）の設定を客観的に行うことができる新しい解析ソフトの登場により，全脳の統計学的解析が可能となった．それにより白質神経線維の定量的な分析が行われるようになっている [13]．

　その手法にて，受傷後の意識障害が軽度である「軽度外傷性

脳損傷（mild traumatic brain injury：MTBI）」と，びまん性軸索損傷との鑑別診断を検討した．両群ともに白質には共通する軸索変性の所見が認められた．しかし後者では前者に比べて，脳梁における軸索変性が有意に重度であることが特徴であった．特に脳梁膨大部にて著しい軸索変性が認められた[14]．

Voxel Based Morphometry（VBM）による体積の比較をした研究では，脳梁膝部と膨大部の体積低下が有意で，びまん性軸索損傷に特徴的であったとされる[15]．また前述の DAI と MTBI の共通する軸索変性の所見は，軽度外傷性脳損傷や脳震盪は，びまん性軸索損傷スペクトラムに属しており，量的に連続している病態であるとする指摘[7]を支持している．

(3) 大脳正中領域のデフォルトモードネットワーク[16, 17]

脳梁は交連線維が通過する部位であるが，大脳の内側面の領域（大脳正中領域）を形成する．脳梁膝部は前頭前野，膨大部は頭頂葉・後頭葉・側頭葉後部との線維連絡を有している．びまん性軸索損傷での脳梁における神経線維の減少は，大脳正中領域が担う認知機能の低下につながる．

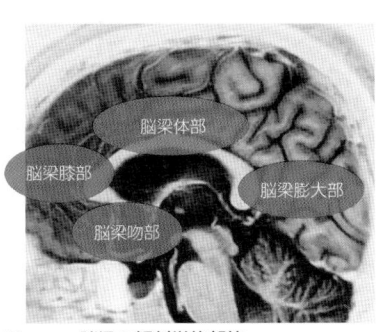

図 2-18　脳梁の解剖学的部位

この領域は，安静時に活動が高まるデフォルトモードネットワークとされ，内側前頭前野，前部帯状回，後部帯状回・楔前部に該当する（**図 2-18**，**2-19**）．デフォルトモードネットワークでは，その活性化により自伝的記憶の想起と内省や

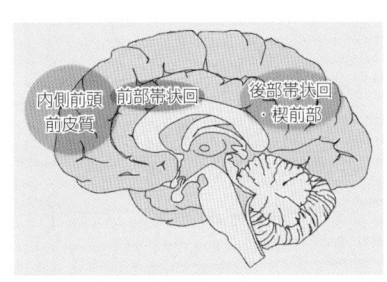

図 2-19　大脳正中領域のデフォルトモードネットワーク

社会性に関与するとされている．この部位の損傷では病識（メタ認知）低下や社会的認知機能障害を引き起こす可能性がある．

3─脳血管障害による高次脳機能障害

脳血管障害（脳梗塞，脳出血，くも膜下出血）を原因とする場合には，脳血管が支配する各脳領域における認知機能の局在による高次脳機能障害が発現する．

図 2-20 と **2-21** には，3 つの脳動脈（前大脳動脈，中大脳動脈，後大脳動脈）の各支配領域を示した．前大脳動脈は前頭葉内側面を支配しており，その閉塞により前頭葉内側面に位置す

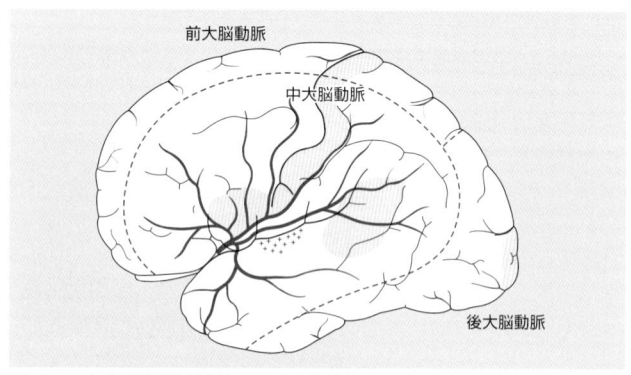

図 2-20　左大脳半球外側面における動脈支配

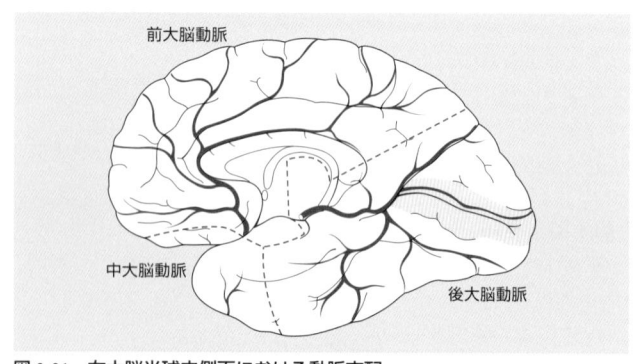

図 2-21　右大脳半球内側面における動脈支配

2：高次脳機能障害の病態と原因

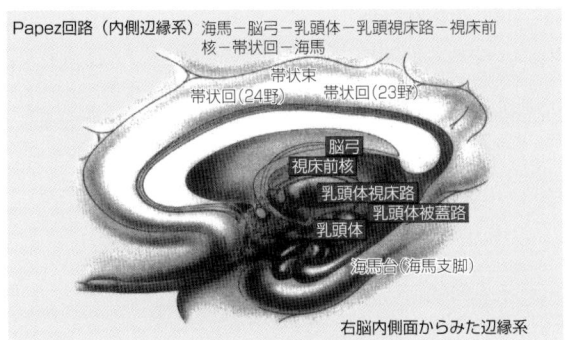

Papez回路（内側辺縁系）海馬−脳弓−乳頭体−乳頭視床路−視床前核−帯状回−海馬

帯状束
帯状回（24野）　　帯状回（23野）

脳弓
視床前核
乳頭体視床路
乳頭体被蓋路
乳頭体

海馬台（海馬支脚）

右脳内側面からみた辺縁系

図 2-22　記憶の回路の一つ Papez 回路（内側辺縁系）

る内側前頭前皮質，前帯状回，補足運動野など損傷によりデフォルトモードネットワークの障害，自発性低下などの症状が発現する．また脳梁や帯状回の損傷を生じて記憶障害や脳梁失行，Alien hand 症状などが発現する（**図 2-22**）．

中大脳動脈の支配領域は，前頭葉，側頭葉，後頭・頭頂葉の外側面を広範に支配している．穿通枝は尾状核・被殻・淡蒼球を灌流する．失語症，失行，ゲルストマン症候群，半側視空間失認，注意・記憶・遂行機能障害など多くの高次脳機能障害がこの中大脳動脈の病変により生じる．また側頭葉前方から眼窩前頭皮質も中大脳動脈の支配領域であり，社会的認知障害，記憶障害，さらに左側頭葉病変では固有名詞の障害などを生じる．

後大脳動脈の支配領域は，側頭葉・後頭葉の内側面と底面を灌流する．また後交通動脈と後大脳動脈の穿通枝が視床を灌流する．後頭葉の一次視覚野を灌流するために，その閉塞では同名半盲と視覚認知障害を生じる．両側性の閉塞では皮質盲となるが，盲の病態失認としての Anton 症候群を生じることがある．

視床への穿通枝には **表 2-3** に示す 4 つの領域があり，その障害により特徴的な症状を生じる[18]．

1. 脳血管障害により生じる高次脳機能障害

日本高次脳機能障害学会による高次脳機能障害全国実態調査が報告されている[1]．**図 2-23** には，脳血管障害により生じる高次脳機能障害の症状を示した．脳梗塞と脳出血では失語症が多

表 2-3　視床への穿通枝

穿通枝	支配領域	症状
視床灰白隆起動脈	視床の前方を支配	記憶障害など
傍正中視床動脈	視床内側を支配	意識障害，言語障害
視床膝状体動脈	視床の下・外側を支配	言語障害，無視
後脈絡叢動脈	視床後部の支配	半盲

(林，2022)[18]

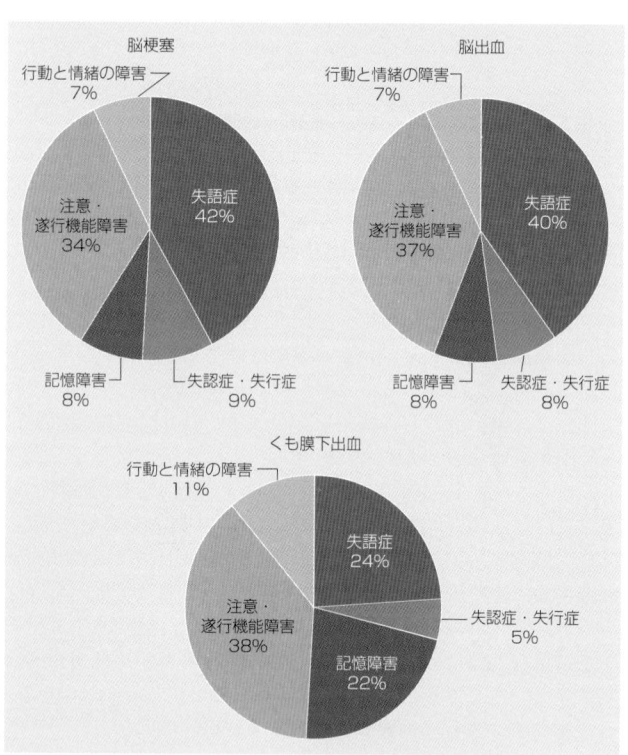

図 2-23　脳血管障害により生じる高次脳機能障害症状の頻度
(日本高次脳機能障害学会高次脳機能障害全国実態調査委員会，2016)[1]

く，次いで注意・遂行機能障害，失認・失行，行動と情緒の障害，記憶障害の順となっている．くも膜下出血では，注意・遂行機能障害と記憶障害が多くなっている．

2. 左大脳半球損傷による主な高次脳機能障害

左大脳半球には通常の右利きでは言語中枢が位置しており，その損傷により失語症が生じる．優位半球として左半球が言語に代表される概念とシンボル（象徴）をコントロールしている．

(1) 失語症

失語症は認知機能障害として重要な高次脳機能障害の症状である．言語機能は認知機能の中核をなす症状でもある．記憶や注意，抽象的思考や判断力などに対しても，言語を介して多くの認知機能がコントロールされている．失語症の有無と言語機能の詳細な評価は，高次脳機能障害のリハビリテーションを進めていくうえで必須となる．失語症の評価には，標準失語症検査（Standard language test of aphasia：SLTA）などが用いられている．SLTA などを用いて障害されている言語機能と，一方で残存している言語機能を評価し，他の認知機能とあわせてアプローチできる側面を検討していく手がかりとなる．

失語症の評価法は長らく SLTA が中心であったが，症状の変化となる反応性に鋭敏な新たな評価法の開発が待たれていた．現在，新しく日本版失語症検査 J-CAT（the Japanese version of the Comprehensive Aphasia Test）の開発が進行している[19]．

【失語症の病巣の見直し】

今日までに，失語症を生じる脳の局在に関して見直しが行われてきている．左下前頭回に位置するブローカ野に限局した損傷では，ブローカ失語は出現しないことが 1970 年代以後の脳画像診断により明らかにされてきた．ブローカ野の限局損傷で出現するのは，喚語障害（語想起障害）と文産生障害であるとされる．「ブローカ失語」で認められる非流暢性の発話（speech）の障害は，発語失行であり，それは左中心前回の損傷で生じることが明らかになった．喚語障害は左大脳半球の前頭葉と側頭後頭葉の比較的多くの損傷により生じること，語音弁別障害は左上側頭回で，音韻性錯語は左下頭頂小葉を含む領域の損傷で生じることなどが明らかとなっている．左第三前頭回の損傷で生じる失語は「ブローカ領域失語」と正確には呼称されるべきであるとされる[20]．

(2) 失行（使用失行とパントマイム失行）

1900年にLiepmannにより運動失行に関する報告がされたことから、失行の研究は始まった。その後、肢節運動失行（Kleist, 1934）が分離され、さらに構成失行（Kleist, 1922）、着衣失行（Brain, 1941）が分類されてきた。

失行の定義は、運動障害がないか、あるいはそれでは十分に説明できず、認知障害がないか、あるいはそれでは十分に説明できず、課題の理解の障害がなく、やる気があるにもかかわらず指示された運動を誤って行うか、物品を誤って用いる場合をいう。日本高次脳機能学会では広義の失行を以下のように定義している。「錐体路性、錐体外路性、末梢性の運動障害、要素的感覚障害、失語、失認、意識障害、知能障害、情意障害などのいずれにも還元できない運動障害」である[21]。

図2-24には大橋による失行図式を示した[22]。**肢節運動失行**とは、習熟した動作の拙劣化を指す。**観念運動失行**とは、客体を用いないパントマイムの障害であり、**観念失行**とは客体（物品）の使用障害とされる。中川は観念運動失行を「パントマイム失行」、観念失行を「使用失行」と命名している。そして、道

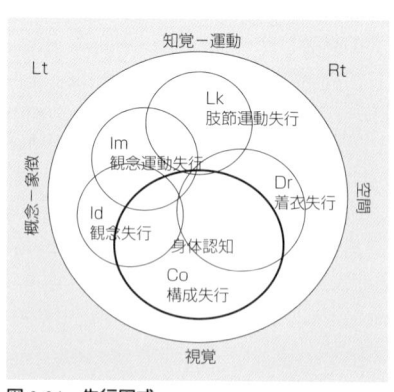

図2-24　失行図式

肢節運動失行：Limbkinetic apraxia（Lk）、観念運動失行：Ideomotor apraxia（Im）、観念失行：Ideational apraxia（Id）、着衣失行：Dressing apraxia（Dr）、構成失行：Constructional apraxia（Co）

（大橋、1965）[22]

具などの対象操作の動作を分析して，対象物への到達と把持に
関する系と，把持後の使用動作に関する系に分類している．前
者のプロセスの障害を「到達・把持失行」，後者の障害を「使用
失行」として定義している．到達と把持は使用手の対側半球が
担っており，使用動作は左優位半球が両手に対して担うとして
いる．この2つの系の障害が乖離して生じる症例があることが
報告されている[23]．

観念失行はリハビリテーション上見落としてはならない症状
であり，「行為全体のプランを立てることのできない障害」（大
橋，1965），あるいは「他動詞的運動の障害／道具使用の失認」
（Morlaas，1929）とも定義され，日常生活の多く場面で「物品
（客体）の使用障害」として顕在化する[24]．

(3) ゲルストマン症候群

左大脳半球による代表的な高次脳機能障害としてゲルストマ
ン症候群（J Gerstmann，1924）がある．**左右障害**，**手指失認**，
失算，**失書**の4徴候を呈する高次脳機能障害であり，左角回の
病変，あるいはその皮質下病変により生じるとされる．失語症
を合併していることが多く，典型例は少ないとの指摘もある．
しかし，**図2-25**に示す左頭頂葉の皮質下出血例は，臨床上しば
しば遭遇することがあり，ゲルストマン症候群としての症状の
分析が必要となる．

一見脈絡のないこの4徴候を合併する本症候群の本質的な障
害に関しては，歴史的に多くの議論がされてきた．「時間的空間
的な四次元的な失見当識」（Ehrenwald，1930）との指摘，ある
いは手指失認，構成失行が本質とする議論もされた．鹿島は，
構成課題遂行時の認知プロセスを**表2-4**のように分析して，「具
体的逐次的操作の障害（具体的空間的操作の障害）」が，ゲル
ストマン症候群に認められる特性であることを明らかにした[25]．

その後，Mayerによりゲルストマン症候群の本質とは「心的
イメージ（mental image）の操作・回転ができない」ことである
とする知見が明らかにされている．つまり，左角回を含む病変
ではイメージを空間的・時間的に操作できないという認知機能
障害を生じる．左右障害，手指失認，失書，失算の4症状もこ
のイメージの操作障害より説明されている[26]．

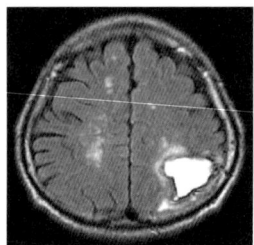

図 2-25　左頭頂葉皮質下出血, MRI（Flair 画像）

表 2-4　構成課題遂行時の認知プロセス

①課題にとりかかる意欲
②操作開始前の予備的視覚的分析と見当づけ
③構成課題の全般的図式の作成
④具体的逐次的操作の遂行（具体的空間的操作）
⑤結果と手本の照合と誤りの修正（自己制御）

（鹿島, 1987）[25]

3.　右大脳半球損傷による主な高次脳機能障害

　右大脳半球の脳血管障害においても，特徴的な高次脳機能障害が現れる．表 2-5 には右中大脳動脈閉塞により生じるとされる急性期に認められる行動学的異常の種類とその出現頻度を示した[27]．右中大脳動脈領域の血管障害により，このような多くの臨床症状が発現することに注目する必要がある．

（1）無視症候群

　右大脳半球損傷による高次脳機能障害として代表的なものとしては，視空間認知障害（表 2-6）と，半側無視を含めた無視症候群とも呼ばれる臨床徴候が知られている（表 2-7）．左視空間無視（半側無視）では，重度な無視症状を呈する責任部位は右中大脳動脈の領域のなかで，右下頭頂小葉とされている．しかし右側頭・頭頂・後頭葉接合部（TPO junction）とする報告もある[28]．

（2）地誌的障害

　地誌的見当識障害には表 2-8 に示す 4 つの病態が明らかにされており，鑑別診断が必要である[29,30]．

　図 2-26 は，街並失認が認められた症例の CT 画像である．

　図 2-27 は，道順障害症例の MRI である．病変は右頭頂葉皮質下であり，楔前部・後部帯状回に及んでいる．楔前部の機能には，視空間イメージ，エピソード記憶の再生，自己処理に関する操作があげられる．後部帯状回は，視空間や過去の記憶を参照して，外界からの刺激や自己の行動を評価する機能があると考えられており[31]，道順障害の発症のメカニズムにつながる

表 2-5　右中大脳動脈閉塞により生じる行動学的異常

構成障害	100%
半側無視	85%
聴覚的消去現象	76%
共同偏視	68%
片麻痺無認知	61%
Acute confusional state	61%
同側性本態性把握	56%
運動保持困難 Motor impersistence	54%
妄想と錯覚	20%
Agitated delirium	15%

(Mori E, et al, 1987)[27]

表 2-6　視空間認知障害

空間定位の障害
方向・距離判断の障害
地誌的見当識障害
半側空間無視
バリント（Bálint）症候群

(Benton & Tranel)

表 2-7　無視症候群

半側の不注意 hemi-inattention
半側空間無視 hemispatial neglect
消去現象 extinction
知覚対側転移 allesthesia (allochiria)
片麻痺無認知 anosognosia
一側性運動低下 hemikinesia

(Heilman, et al)

表 2-8　地誌的見当識障害を呈する 4 つの病態

症状名	特性	病巣
自己中心的地誌的見当識障害 (Egocentric disorientation)	対象物同定の視覚認知機能は保たれるが，物と自己との空間的位置関係を認識する能力の障害	右後頭葉など
道順障害 (Heading disorientation)	一度に見渡せない広い空間内の2地点間の位置関係（方向）を想起（旧知の場所）または記銘（新規の場所）することが困難，方向感覚の障害を特徴とする	右頭頂葉皮質下，脳梁膨大後域（図 2-27）
街並失認 (Landmark agnosia)	建物や風景の形態認知は可能であるがその同定が困難，視覚認知障害が基盤にある	右海馬傍回，図2-26
前向性記憶障害 (Anterograde amnesia)	発症後新たに経験する環境における地誌的見当識障害，視覚性の前向性健忘	右側頭葉内側面（海馬，海馬傍回含む）

(Aguirre, et al, 1999)[29]，(橋本，2016)[30]

と考えられる．

(3) バリント症候群

　Bálint（1906）により報告された両側頭頂葉損傷による，精神性注視麻痺，視覚性運動失調，視覚性注意障害の 3 徴候を呈する症候群である（**表 2-9**）．
　図 2-28 にバリント症候群を認めた左頭頂葉皮質下出血の CT

3-脳血管障害による高次脳機能障害

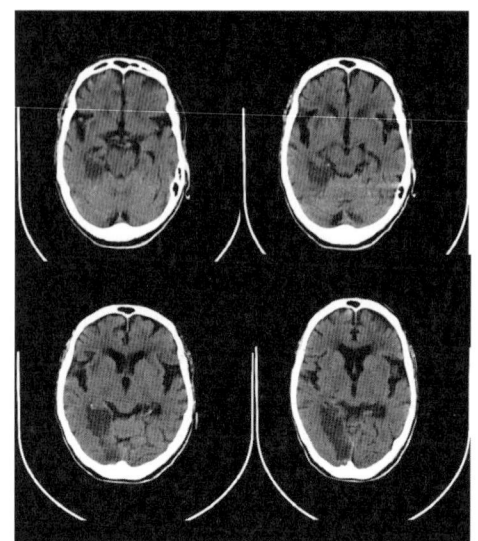

図 2-26　街並失認を認めた脳梗塞例の頭部 CT 画像
右海馬傍回と後頭葉に梗塞巣が認められる.

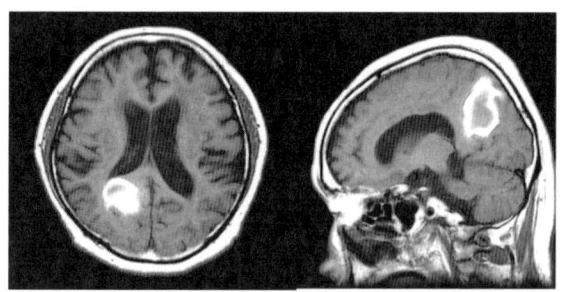

図 2-27　道順障害を認めた脳出血例の頭部 MRI（T1 強調画像）
右頭頂葉皮質下出血. Brodmann Area30（Human Navigation Area）を含む病変

と MRI を示す. CT 上で右頭頂葉皮質下には白質脳症を疑う低吸収域が認められ, 本例は両側頭頂葉病変が疑われた.

　視覚性距離判断の障害例を Holmes（1919）が報告しており, 今日では Bálint-Holmes 症候群として扱われることがある. 船山は Bálint-Holmes 症候群では, 視覚性短期記憶の障害が認められ

表2-9 バリント（Bálint）症候群の3徴候

Bálint（1909）の報告	注視運動障害と密接に関連した空間認知の障害
精神性注視麻痺	眼球運動が麻痺したかのように視線が固定，見意識の眼球運動は可能
視覚性運動失調	眼前の物体を把握できない，視覚-運動協調障害，視覚定位障害
視覚性注意障害	視線が捉えた対象物以外への注意が向けられない

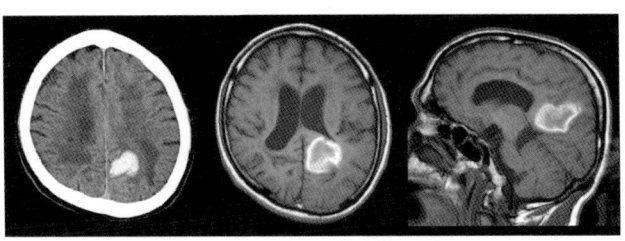

図2-28 バリント症候群を認めた左頭頂葉皮質下出血のCTとMRI
（T1強調画像）

ることを指摘し，障害像の中核となる可能性がある．また距離判断の神経基盤として，右頭頂-後頭葉の後方の上頭頂小葉，下頭頂小葉後部，楔部が指摘されている[32]．

【視覚認知に関わる3つの系】

後頭葉の一次視覚皮質からの視覚情報の系として側頭葉，頭頂葉に向かう3つの系が表2-10のように明らかにされている．それにより様々な視覚認知障害を生じる基盤が説明されている[33, 34]．

【右大脳半球における注意システム】

表2-11には3つの注意システムを示した，このなかで，右半球が優位に機能するシステムとして，持続的な覚度を維持するAlerting networkと，Orienting networkにおける腹側注意システムがあるとされる（図2-29）[35-37]．Executive networkに関しては側性化の知見は明らかにされていない．

【小脳性認知情動障害】

小脳には，協調運動に関わる運動ループと，認知情動面に関わる認知ループが明らかにされている．後者では，小脳が前頭前野，後頭小葉，上側頭回，辺縁系とのニューラルネットワー

表 2-10　一次視覚皮質からの 3 つ系とその損傷により生じる症状

	経路	損傷により生じる症状
腹側経路	一次視覚皮質から前頭葉へ向かう系，対象の色や形の情報処理をおこなう，対象の同定（意味記憶）に関わる	視覚性失認 右側損傷：相貌失認，街並失認 左側損傷（左紡錘状回など）：視覚物体失認（統合型，連合型）
腹背側経路	下頭頂小葉に向かう系，対象の位置や運動を分析し対象を意識することに関わる系	右側損傷：視覚性注意障害，半側空間無視 左側損傷：観念失行，観念運動失行
背背側経路	頭頂間溝や上頭頂小葉に向かう系，対象の位置や運動，形を分析，対象に向けた行為の無意識的なコントロールに関わる系	視覚性運動失調，把握の障害，自己身体定位障害

（平山，2015）[33]，（平山，2018）[34]

表 2-11　3 つの注意システム

Alerting network	覚度（vigilance）の持続的維持を担う系	脳幹部の青斑核から前頭葉や頭頂葉背側視覚路に投射するノルアドレナリン神経ネットワーク 右半球は持続的（tonic）に機能，左半球は一過性（phasic）に機能する 強力な持続性注意のタスク時は右半球が機能
Orienting network 図 2-29	最適な感覚入力を優先的に選択する系 視床枕，上丘，頭頂葉	背側システム（Top down の機能）：上頭頂小葉/頭頂間溝皮質から上縦束 I を経て上前頭回，前頭眼野皮質へと処理が進む 腹側注意システム（Bottom up の機能）：側頭一頭頂葉接合部皮質から上縦束 III，弓状束を経て中・下前頭回へと処理が進む，ボトムアップ入力に対して，注意を再指向して認知する，右半球が優位
Executive network	瞬時の発見や，情報を保持して効率的に課題を処理する，注意の配分など実行系として機能 葛藤条件下での情報処理，認知と情動の調整など	帯状回弁蓋部ネットワーク：内側前頭皮質，前部帯状回，両側島前部，課題遂行中，安定した背景活動の維持を図る 前頭頭頂葉ネットワーク：外側前頭前野一頭頂葉後部を中心とした系，orienting network から区別されたシステム，行動や課題を変更・開始するときや，課題遂行中の調整に機能する

（Posner & Petersen，1990）[35]

クを形成している．そのため小脳病変により小脳性認知情動障害（cerebellar cognitive affective syndrome: CCAS）と呼ばれる高次脳機能障害を呈する．症状として遂行機能障害，視空間認知

2：高次脳機能障害の病態と原因

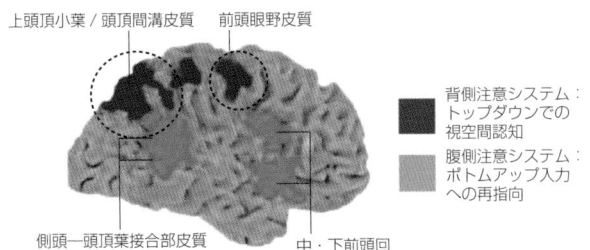

上頭頂小葉／頭頂間溝皮質　　前頭眼野皮質

背側注意システム：
トップダウンでの
視空間認知

腹側注意システム：
ボトムアップ入力
への再指向

側頭—頭頂葉接合部皮質　　中・下前頭回

図 2-29　右大脳半球における注意システムの一つである Orienting network

（Posner & Petersen, 2012）[36] より改変

障害，性格変容，失文法やプロソディ障害などの言語機能の障害を呈する [38, 39].

4―その他，脳炎，低酸素脳症など

1．辺縁系脳炎

辺縁系脳炎に起因する高次脳機能障害は高次脳機能障害支援モデル事業実態調査で原因の 1.7％を占める．原因として単純ヘルペス脳炎 20％，非ヘルペス性辺縁系脳炎 24％，傍腫瘍性 8％，膠原病性 4％，ヘルペス以外のウイルス性 2％，分類不能 40％とされる [40].

(1) 単純ヘルペス脳炎

単純ヘルペス脳炎は抗ウイルス薬剤アシクロビルの投与により予後は左右される．しかし約 40％に海馬を含む辺縁系に両側性病変をきたし，重度なエピソード記憶の障害，逆行性健忘，ときには意味記憶の障害を残す [41].　そのために，認知リハビリテーションの早期介入が必要である．デザインされた間隔伸張法などにより残存している潜在記憶の刺激で，領域特異的な知識の獲得などを目指したリハビリテーションが効果的である（4章「記憶障害リハビリテーション」の項参照）．

図 2-30 にはヘルペス脳炎の慢性期における CT 画像を示した．本例の神経心理学的検査では，日本版 RBMT 標準プロフィール点 3/24 点，スクリーニング点 1/12 点，WMS-R 一般的記憶指標 50 未満，言語性記憶指標 50 未満，視覚性記憶指標 52，注意/集

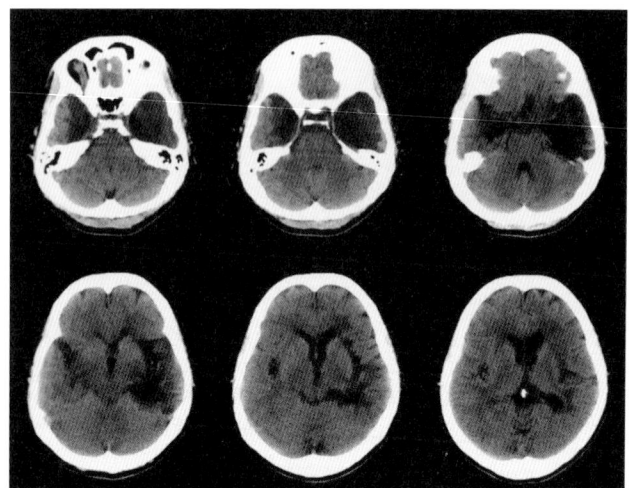

図 2-30　ヘルペス脳炎慢性期例の頭部 CT
両側側頭葉内側面領域に低吸収域を認める　　　　　　　　　　　(原，2013)[42]

中力指標 113，遅延再生指標 50 未満，と重度な記憶障害が認められた[42]．

(2) 自己免疫性脳炎

　免疫学的機序を介し発症する中枢神経疾患であり，一部には傍腫瘍性に発症するとされる．典型的な辺縁系脳炎から，精神症状，認知機能低下，てんかん，異常運動など様々な精神神経症状を発症する．このなかに，傍腫瘍性脳炎，膠原病性脳炎などが含まれる．自己抗体である抗神経抗体の検出が診断基準となる．新たな抗神経抗体の発見により診断されることが増えている．

(3) 抗 NMDA 受容体脳炎

　抗 N-methyl-D-aspartate（NMDA）受容体脳炎は，自己免疫性脳炎のなかでは最も頻度が高く，臨床像が明らかにされている疾患である．卵巣嚢腫を合併していることが多く，「卵巣奇形腫関連傍腫瘍性抗 NMDA 受容体脳炎」とも呼ばれている．腫瘍摘出術や免疫療法の早期治療が奏功することが多く，認知機能の改善に向けた回復期リハビリテーションにおける経過は，ヘルペス脳炎群に比べて比較的良好であるともされる[43]．

2：高次脳機能障害の病態と原因

2. 低酸素脳症

低酸素脳症は高次脳機能障害支援モデル事業実態調査では原因疾患の 2.8％を占める．心肺疾患による心肺停止，呼吸不全，一酸化炭素中毒などにより発症する．とりわけ海馬領域は虚血に対して極めて脆弱な部位とされ，重篤な記憶障害などを発症する[44]．

一酸化炭素中毒の場合には，急性期における意識障害からの回復の時期があり，日常生活に復帰をした後に，ある期間をおいて神経症状・認知機能の急速な悪化を示す間歇型のタイプがある．白質における脱髄や基底核壊死の悪化により発症する．CT や MRI の脳画像にて脳室周囲の脱髄病変が確認される．この時期には強力なリハビリテーションの介入が求められ，それによる回復例も報告されている[45, 46]．

3. 多発性硬化症

多発性硬化症は，自己免疫的機序による炎症性脱髄性疾患であるが，高次脳機能障害の発症率は 43〜70％とされ，生活の質，就労，社会的生活に影響を与える．影響を受ける認知機能領域は，注意，情報処理効率・速度，遂行機能，長期記憶であるとされる[47]．Disease-modifying drug の開発などにより，症状の進行は抑制されるものの，高次脳機能障害の評価とリハビリテーションが必要な疾患の一つである[48]．

（原　　寛美）

■文献
1) 日本高次脳機能障害学会高次脳機能障害全国実態調査委員会：高次脳機能障害全国実態調査報告書．高次脳機能研究，36：492-502，2016.
2) 乾　哲也：脳のシステムを学ぶ．視床．症例で学ぶ脳卒中のリハ戦略（吉尾雅春編），医学書院，2018，pp13-21.
3) 乾　哲也：脳のシステムを学ぶ．大脳基底核のネットワーク．症例で学ぶ脳卒中のリハ戦略（吉尾雅春編），医学書院，2018，pp22-32.
4) 小川武希・他：わが国における頭部外傷に関する臨床研究の現状．Jpn J Rehabil Med, 41：740-747, 2004.
5) 加藤元一郎：前頭葉眼窩部損傷による人格・行動変化とソマティック・マーカー仮説．認知神経科学，3：105-108, 2001.
6) 岩波　潤, 原　寛美：社会的行動障害を有する患者に対するアイオワ・ギャンブリング課題の実施について．認知リハ，15：29-35, 2010.

7) 益澤秀明：びまん性軸索損傷と‘脳外傷による高次脳機能障害’の特徴．高次脳機能研究，35(3)：265-270，2015.

8) Olver JH et al：Outcome following traumatic brain injury: a comparison between 2 and 5 years after injury. Brain Injury, 10, 841-848, 1996.

9) 下地啓五：白質の解剖．画像診断　臨時増刊号，35(4)：10-21，2015.

10) 妹尾淳史：拡散テンソル解析．高次脳機能障害のリハビリテーション Ver.3（武田克彦・他編）．医歯薬出版，2018，pp180-184.

11) 杉山　謙・他：びまん性軸索損傷に対する diffusion tensor imaging と fiber tractography の有用性．Jpn J Rehabil Med, 44：528-541，2007.

12) 妹尾淳史，原　寛美：グラフ理論を応用した大脳白質神経回路網の可視化による DAI・MTBI 鑑別診断への挑戦．第40回日本高次脳機能障害学会学術総会，教育講演．2016.11.

13) 妹尾淳史，原　寛美：SPM による DAI・MTBI の鑑別診断への挑戦．臨床リハ，26：769-775，2017.

14) Ueda R, Hara H, et al：White matter degeneration in diffuse axonal injury and mild traumatic brain injury observed with automatic tractography. Neuroreport, 32(11)：936-941, 2021.

15) 上田敬太：頭部外傷後の社会行動障害．高次脳機能研究，35(3)：283-290，2015.

16) 加藤元一郎：デフォルトモードネットワークと注意．注意と意欲の神経機構（日本高次脳機能障害学会教育・研修委員会編），新興医学出版，2014，pp201-210.

17) 宮西益知：デフォルトモードネットワークから見た発達障害．日医誌，145(11)：2350，2017.

18) 林竜一郎：脳血管障害—もやもや病，脳動静脈奇形含む．高次脳機能障害のリハビリテーション Ver.3（武田克彦・他編），医歯薬出版，2022，pp107-114.

19) 吉畑博代・他：新しい失語症検査 J-CAT（the Japanese version of the Comprehensive Aphasia Test）の開発と活用可能性．第60回日本リハビリテーション医学会学術集会（口演），2023.

20) 大槻美佳：失語をみる視点の変遷—今日のトピックス—．高次脳機能研究，41：253-259，2021.

21) 日本高次脳機能学会（旧日本失語症学会）BrianFunction Test 委員会：改訂第2版標準高次動作性検査．失行症を中心として（日本高次脳機能学会（旧日本失語症学会），編），新興医学出版，2003.

22) 大橋博司：臨床脳病理学 復刻版．創造出版，1965，医学書院，1998.

23) 中川賀嗣：臨床失行学．高次脳機能研究，30：10-18，2010.

24) 原　寛美：失語に伴う失行のリハビリテーション．臨床リハ，8：497-503，1999.

25) 鹿島晴雄：頭頂−後頭領域障害と前頭領域障害における KOHS 立方体検査の応用．コース立方体組み合わせテスト使用手引き．三京房，1987，pp31-40.

26) Mayer E, Martory MD, et al.：A pure case of Gerstmann syndrome with a subangular lesion. Brain, 122：1107-1120, 1999.

27) Mori E, Yamadori A：Acute confusional state and acute agitated delirium：occurrence after infarction in the right middle cerebral artery infarction. Arch Neurol, 44：1139-1143, 1987.

28) 武田克彦・他：無視症候群—半側空間無視，運動無視．高次脳機能障

害のリハビリテーション Ver.3（武田克彦・他編），医歯薬出版，2018，pp19-26.

29）Aguirre GK, D'Esposito M：Topographical disorientation：a synthesis and taxonomy. Brain, 122：1613-1628, 1999.

30）橋本律夫・他：自己中心的地誌的見当識障害と道順障害—新しい視空間認知機能検査 card placing test による評価—．臨床神経，56：837-845，2016.

31）船山道隆：頭頂—後頭葉内側部の機能と損傷例．神経心理学，2010；26：65-76.

32）船山道隆・他：Bálint-Holmes 症候群と距離判断．高次脳機能研究，35：214-220，2015.

33）平山和美：視覚背側経路損傷による症状の概要．高次脳機能研究，35：199-206，2015.

34）平山和美：視覚性失認．高次脳機能障害のリハビリテーション Ver.3（武田克彦・他編），医歯薬出版，2018，pp33-38.

35）Posner M I, Petersen S E: The attention system of the human brain. Annu Rev Neurosci, 13：25-42, 1990.

36）Posner M I, Petersen S E：The attention system of the human brain: 20 years after. Annu Rev Neurosci, 35：73-89, 2012.

37）内山由美子：注意障害の臨床．神経心理学，34：155-162，2018.

38）Schmahmann JD, et al：The cerebellar cognitive affective syndrome. Brain, 121：561-579, 1998.

39）森　涼子：小脳系のネットワーク．症例で学ぶ脳卒中のリハ戦略（吉尾雅春編），医学書院，2018，pp33-37.

40）浦上裕子：脳炎－記憶障害の回復とリハビリテーション－．Jpn J Rehabil Med, 53：287-291，2016.

41）船山道隆・他：脳炎・脳症．高次脳機能障害のリハビリテーション Ver.3（武田克彦・他編），医歯薬出版，2018，pp124-130.

42）原　寛美：Ⅱ．高次脳機能障害　症例 16 記憶障害．もう悩まない 100症例から学ぶリハビリテーションの評価のコツ（里宇明元・他編），M B Med Rehabili, 163，全日本病院出版，2013，pp89-93.

43）浦上裕子：抗 NMDA 受容体脳炎の記憶障害に対するリハビリテーション．Jpn J Rehabil Med, 53：75-87，2016.

44）浦上裕子：低酸素脳症．高次脳機能障害のリハビリテーション Ver.3（武田克彦・他編），医歯薬出版，2018，pp131-137.

45）並木幸司，原　寛美：一酸化炭素中毒間歇型への認知リハビリテーションの試み．認知リハビリテーション 2006，pp137-144.

46）赤羽真希・他：一酸化炭素中毒による重度認知機能障害例へのリハビリテーション．認知リハビリテーション 2007，pp46-51.

47）Pozzilli C, et al：SPECT, MRI and cognitive functions in multiple sclerosis. J Neurol Neurosurg Psychiatry, 54：110-115, 1991.

48）尾上裕行・他：抗 CD20 モノクローナル抗体治療により高次脳機能障害が改善した一次性進行型多発性硬化症の 1 例．臨床神経，63：152-158，2023.

高次脳機能障害の評価

1—高次脳機能障害の評価の流れ

1. 高次脳機能障害の評価の進め方

　高次脳機能障害においては，患者は多様な症状を呈し，加えて問題点や本人・家族の悩みは個々に応じて異なる．そのため，これらに応じたリハビリテーションを実施する必要があるが，その前提として，適切な評価を行っていくことが必須である．基本的に客観的な評価指標による評価が不可欠であるが，多くの場合は**神経心理学的検査**を用いる．神経心理学的検査は多岐にわたるが，短時間で実施可能な検査から長時間を要する検査まである．わが国におけるリハビリテーションの実施時間や患者の神経的疲労度を考慮すると，長時間を要する検査を多く選択することは適切ではない．このため，神経心理学的検査を選択する以前に，詳細な患者の状態を把握する必要がある．主には病歴，症状，画像所見，行動観察，質問紙から得られる情報をもとに決定する[1]．

2. 病歴の聴取

　多様な症状を呈する高次脳機能障害においては，単一の主訴のみではなく，複数の悩みが存在するため，患者の訴えをよく聞き，それを要点にそってまとめることが重要である．また同時に，家族の悩みも聴取する．一部の高次脳機能障害においては自覚症状が乏しいこともあり，家族や入院中においては，周囲のスタッフからの情報は診断の重要な一助となる．また，社会的背景も詳細に聴取する．家族構成，主たる介助者，住居，就労・就学の状況などである．特に就労・就学の状況は，最終的な目標となることが多い復学・復職に大きく影響するため，十分に把握しておく．

3. 行動観察

　発症当初は意識障害を伴っていることがあり，障害の全体像

が見えにくい．そのため，全体像を把握するために，スタッフ間での情報共有は重要である．一方で，家族から発症前・受傷前とは明らかに異なる点があるなどの指摘が出されることもあり，高次脳機能障害を疑うきっかけにもなる．そのため，行動観察においては**表3-1**の観点から状態を捉える．また各症状から生じる主症状についても理解する（**表3-2**）．

表3-1 行動観察におけるキーポイント

・各日常生活活動における状況を健常人との行動の差で観察する．

・家族と情報共有し，病前と比較する．

・行動の分析から，その症状が，言語，注意，記憶，遂行機能，社会的行動の観点から，どの障害に分類されるか検討する．

・どの神経心理学的検査なら，その症状を評価できるか検討する．

4. 日常生活活動および日常生活関連活動における観察項目

病棟生活や日常生活において，スタッフや患者家族が観察する点と，その症状を**表3-3〜3-10**にまとめた．これら高次脳機能障害の特徴的な行動を把握，理解しておく必要がある．

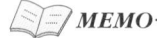*MEMO*

表 3-2　各症状と日常生活活動との関係

障害	起こりうる症状
失語症	うまく話せない．思った言葉が出ない．字が読めない．字が書けない．計算ができない．
注意障害	ぼーっとしている．注意散漫になる．まとまりのある会話，行動ができない．1つの物事に固執し他に注意をうつせない．同時にいくつかのことができなくなる．火を消し忘れる．外部の音が気になって仕事に集中できない．
記憶障害	病棟スタッフの名前や顔を覚えない．昨日の出来事が思い出せない．約束を忘れる．内服を忘れる．訓練の時間を覚えていない．道に迷う．物を置き忘れる．仕事が覚えられない．同じことを何度も話したり聞いたりする．
遂行機能障害	家事を計画的にできない．仕事のトラブルを解決できない．効率的に仕事をこなせない．物品の優先順位がつけられない．一つひとつ指示をしなければ行動できない．自ら行動を開始しない．効率よく物事を進めることや物事を最後までやり遂げられない．
社会的行動障害	やる気がない．元気が出ない．引きこもりがち．怒りやすい．暴力・暴言．感情をコントロールできない． 状況に適した行動がとれない．無気力になる．夜寝られない．相手の立場や気持ちを思いやることができない．
半側空間無視	食事の左半分のおかずを食べ残す．車椅子の左のブレーキをかけ忘れる．移動中に左側にあるものにぶつかる．
失行	はさみやフォークなどの使い方がわからない．洗濯機の使い方がわからない．服の上下や左右を間違える，うまく着られない．
失認	身体失認：麻痺している側の上肢，下肢を無視する．麻痺している側の上肢を自分の手だと認めない．麻痺があるのに自覚せず，立ち上がって転倒する． 目で映る空間を認識できない．見落としなどが顕著になる．人や顔を見ても誰かわからない．

表 3-3　食事場面から観察される高次脳機能障害の特性

車椅子座位姿勢	
麻痺側左右どちらかに傾いていないか？	
頸部・眼球がどちらかに回旋していないか？	→半側空間無視を疑う

食事の様子	
左側の食器に手をつけていない	→半側空間無視を疑う
一定のものしか食べていない．終わっても食べ続ける．	→注意障害を疑う
周囲の外的刺激に反応し，なかなか食事をしない．	→注意障害を疑う

道具の使用	
固形の食物形態でも，器をそのまま口に持っていく	→失行を疑う
スプーンの持ち方が逆であったり，拙劣．	→失行を疑う

1-高次脳機能障害の評価の流れ

表 3-4　着衣場面から観察される高次脳機能障害の特性

上衣・下衣，前後・左右の区別がつかない．	→着衣失行を疑う
ボタンの掛け違い，また指摘しても修正できない．	→構成障害，半側空間無視を疑う
服を着用しようとせず，服で別の活動をしてしまう．	→失行を疑う

表 3-5　整容場面から観察される高次脳機能障害の特性

歯磨きや髭剃りの使用	
道具の使用困難・拙劣さ． （適切に持てない，歯ブラシ / 髭剃りが何かわからない）	→失行を疑う
使用方法の誤り．	→失行を疑う
動作手順の誤り．	→失行を疑う
麻痺側の磨き忘れ / 剃り忘れ．	→半側空間無視を疑う
同じ道具を抑制するまで使い続ける．	→遂行機能障害を疑う

表 3-6　排泄場面から観察される高次脳機能障害の特性

下衣操作で左右どちらかのズボンのおろしが不十分．	→半側空間無視を疑う
トイレ動作の手順の誤り．	→遂行機能障害を疑う
トイレの便器の水で手を洗う．	→失行を疑う
トイレットペーパーの使用方法がわからない．	→失行を疑う
トイレの後，水を流す動作がわからない．	→失行・注意障害を疑う
トイレと自室までの経路がわからない．道に迷う．	→地誌的見当識障害，記憶障害を疑う

表 3-7　入浴・床上動作場面から観察される高次脳機能障害の特性

動作手順，方法の理解ができない．	→遂行機能障害を疑う
入浴動作ができない．	→失行を疑う
シャワー，蛇口の使用，シャンプー等の使用ができない．	→失行を疑う

表 3-8　買い物の場面から観察される高次脳機能障害の特性

買い物の品を忘れる．	→記憶障害を疑う
何を買いに来たのかわからない．	→記憶障害を疑う
献立に合わせて買い物ができない．	→遂行機能障害を疑う
概ねの暗算ができない．お金を適切に支払うことができない．	→ゲルストマン症候群を疑う
買い過ぎてしまう．買い物における欲求がきかなくなる．	→社会的行動障害を疑う
ネットで何でも買ってしまう．	→社会的行動障害を疑う

表 3-9　調理場面から観察される高次脳機能障害の特性

火を消し忘れる.	→記憶障害を疑う
どの行程までいったか忘れる.	→記憶障害を疑う
調理の効率が悪い.	→遂行機能障害を疑う
調理器具の使用の拙劣, 誤用.	→失行を疑う

表 3-10　その他の生活場面から観察される高次脳機能障害の特性

暗証番号を思い出せない.	→記憶障害を疑う
番号とボタンが一致しない.	→ゲルストマン症候群を疑う
携帯電話が正しく使えない.	→遂行機能障害を疑う
スマートフォンの画面の表示が理解できない.	→注意障害を疑う

（原　貴敏）

2─どのような評価方法を選択・実施すればよいか

1. 記憶

　記憶の評価を行う際には，記憶についての基本的な知識と，各記憶検査の内容や目的を理解しておく必要がある

(1) 記憶の過程

　記憶とは，①新しい情報を取り込み，②取り込んだ情報を保存し，③保存された情報を再生するといった，3 段階のプロセスを含む認知機能である[2]．①を**記銘・符号化**，②を**保持・貯蔵**，③を**検索・想起**と呼ぶ．どの段階が障害されても記憶障害が起こる．

　③の検索・想起は，**再生**と**再認**に分けられる．再生は手がかりなしで順番通り再生する**系列再生**，順番を考慮せずに手がかりなしで再生する**自由再生**，手がかりを用いる**手がかり再生**などがある[3]．再認は，提示された選択肢が保持している情報と一致しているかどうかを答えるため，再生に比べて負荷が少ない．知能や言語・注意機能などの認知機能が保たれ，エピソード記憶（後述）のみが選択的に障害されている健忘症候群では，再認はできるが再生ができない場合は，③検索・想起の障害が，再認も再生もできない場合は，②保持・貯蔵と③検索・想起の両方の障害が想定される[4]．記憶の検査の構成として，即時に

再生・再認，遅延して再生・再認，干渉課題を実施後に再生・再認などの違いがある[5]．

(2) 記憶の分類
①記憶の内容による分類（図3-1）

　記憶をその内容で分類した場合，**陳述記憶**と**非陳述記憶**に分けられる[3]．**陳述記憶**は言葉で表現できる記憶のことで，**エピソード記憶**と**意味記憶**，**自伝的記憶**に分類される[6]．**エピソード記憶**は，自分が「いつ，どこで，どうした」といった経験の記憶である．**意味記憶**は，単語や意味，「太陽は東から昇る」といった知識の記憶である．非陳述記憶は，行動の反復によって無意識下で獲得される技能であり，手続き記憶，プライミング，古典的条件づけなどがある．

　一般的に記憶障害と呼ばれるのはエピソード記憶の障害である．エピソード記憶のみが選択的に障害される場合を**健忘症候群**という．健忘が重度でも手続き記憶は保たれる一方で，小脳損傷者や大脳基底核変性疾患の患者では手続き記憶が障害される[4]．

②時間による分類（図3-2）

　情報を把持する時間の長さで分類した場合，臨床神経学の立場では，**即時記憶（数十秒）**，**近時記憶（数分～数日）**，**遠隔記憶（数週～数十年）**に分けている．遠隔記憶は，自分が経験した出来事や出身地・出身校などの**自伝的記憶**，**社会的出来事**など，特に過去の記憶を指すことが多い[4]．心理学では**短期記憶**と**長期記憶**に分けられ，短期記憶は即時記憶，長期記憶は近時記憶と遠隔記憶にあたる．**作動記憶（ワーキングメモリー）**は，

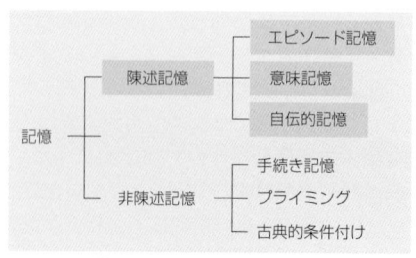

図3-1　記憶の内容による分類

（Benigas, et al.　2016）[3] をもとに作成

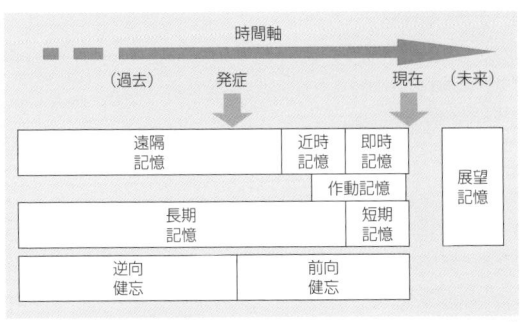

図 3-2　時間による分類　　　　　　　　（三村, 2004）[3]

暗算で繰り上がりの数を保持しながら計算処理を行うといった，情報の保持と処理の双方に関わる能動的かつ目標志向的な一時記憶である[7].

　発症時点を起点とする場合，発症後に情報を記銘・想起できない現象を**前向性健忘**，発症前の情報を想起できない現象を**逆向性健忘**という.

　過去に関する記憶を**回想記憶**と呼び，未来の予定や約束の記憶を**展望記憶**と呼ぶ. その想起にはタイミングよく「何かすることがあった」ことを自発的に想起する**存在想起**と，「何をするか」を想起する**内容想起**がある[8]. そのため，記憶だけでなく注意・問題解決・遂行機能といった前頭葉の関与が想定されている[4]. 後述の日本版 RBMT リバーミード行動記憶検査には，展望記憶の下位検査が含まれる.

③情報のモダリティによる分類

　言語情報の記憶を**言語性記憶**と呼び，絵や図，顔などの視覚情報の記憶を**視覚性記憶**と呼ぶ.

(3) 主な記憶検査（表 3-11）

①日本版リバーミード行動記憶検査
（Rivermead Behavioral Memory Test：RBMT）

　日常生活のシミュレーションを用いて記憶を評価する検査法であり，Wilson らによって開発され，綿森らによって日本版の標準化がされ出版化された[9]. 2023 年には，**日本版 RBMT リバーミード行動記憶検査 2023 年増補版**が出版され，より的確な採点が可能になった[10]. このなかには，RBMT の臨床活用と研究サ

2-どのような評価方法を選択・実施すればよいか

表 3-11　主な記憶検査

記憶検査バッテリー

①	日本版 RBMT リバーミード行動記憶検査 2023 年増補版	日常記憶の検査
②	日本版ウェクスラー記憶検査改訂版（WMS-R）	記憶の各側面を評価できる総合的検査

言語性記憶検査

③	標準言語性対連合学習検査（S-PA）	言語性の近時記憶検査

視覚性記憶検査

④	ベントン視覚記銘検査（BVRT）	視覚認知・視覚記銘・視覚構成能力を評価
⑤	Rey-Osterrieth 複雑図形検査（ROCFT）	視覚構成能力・視空間性記憶を評価

遠隔記憶検査

⑥	慶應版自伝的記憶検査／慶應版自伝的記憶流暢性検査	自伝的出来事を用いた遠隔記憶検査
⑦	遠隔記憶検査	社会的出来事を用いた視覚性遠隔記憶検査

意味記憶検査

⑧	意味記憶検査	8 つのカテゴリーの項目を 10 課題を用いて検査

質問紙検査

⑨	日常記憶チェックリスト（EMC）	日常生活上の支障について自己・他者評価

ポートのための文献ガイドと，**日常記憶チェックリスト（Every-day Memory Checklist：EMC）**[11] が付属されている．

　RBMT の検査項目は，人名や顔写真を覚えるといった日常記憶や約束事，用件などを覚え，タイミングよく思い出すといった展望記憶の検出が行える（**表 3-12**）．患者の日常生活場面での問題点を捉え，リハビリテーションのストラテジーを検討するうえで臨床的に非常に有用な検査法であるとされる[1]．また，同一難易度の 4 種の並行検査が用意されているため継時的変化の測定にも適しており，検査時間が 30 分であるためスクリーニング検査としても有用であるとされる[1]．

　原によると，RBMT を用いてリハビリテーション実施前の記憶障害患者の行動評価を行うと，病棟内の自室やトイレ，訓練室への道順を間違えることがなくなるのは 7 点以上，9 点以下

表 3-12　日本版 RBMT の検査項目

	下位検査	課 題	考えられる日常生活上の問題の例
1・2.	姓名	顔写真を見せて，その人の姓名を記憶させ，遅延後に再生させる	病棟スタッフや新しく会った人の名前と顔が覚えられない．
3.	持ち物	被検者の持ち物を借りて隠し，検査終了後に返却を要求させる（約束の記憶と，隠したもの・場所の記憶）	自分の持ち物の片付けた場所を忘れてしまう．大切な物をなくしてしまう．"物とられ妄想"を引き起こす．
4.	約束	20 分後に鳴るように設定されたアラームが鳴ったとき，決められた質問をする（約束の記憶）	約束事を覚えていられない．服薬を忘れる．病棟での注意事項を守れない．
5.	絵	絵カードの遅延再認	書面で見せた事柄（病棟での説明文書など）や見た風景を忘れる．自室やトイレの場所を覚えられない．
6a・b.	物語	短い物語の直後再生と遅延再生	言葉で説明した事柄（病棟の説明や注意事項など）が覚えられない．
7.	顔写真	顔写真の遅延再認	担当スタッフの顔を覚えられない．誰に声をかけてよいかわからず混乱する．
8a・b.	道順	部屋のなかに設定された道順を検者がたどって見せ，直後と遅延後に被験者にたどらせる．	病棟内の場所認識ができない．自分が行った行動を覚えていられない．
9a・b.	用件	8 で道順をたどらせる途中に，ある用事を行わせる課題（直後・遅延後）	自分が行った行動を覚えていられない．やるべき行為を覚えていられない．
10/11	見当識	見当識の課題	正しい場所や日付認識ができず混乱する．問題行動の発端となる．

＜点数解釈＞		
0〜 9：重度記憶障害	39 歳以下：	SP　7/ 8 SPS 19/20
10〜16：中等度記憶障害	40〜59 歳：	SP　7/ 8 SPS 16/17
17〜21：ボーダーライン	60 歳以上：	SP　5/ 6 SPS 15/16
22〜24：障害なし		

(原，2015)[1]

では多くの日常生活上の行動に指示や監視を要する状態，一人での通院が可能となるのは 15 点前後から，計画的な買い物が可

2-どのような評価方法を選択・実施すればよいか

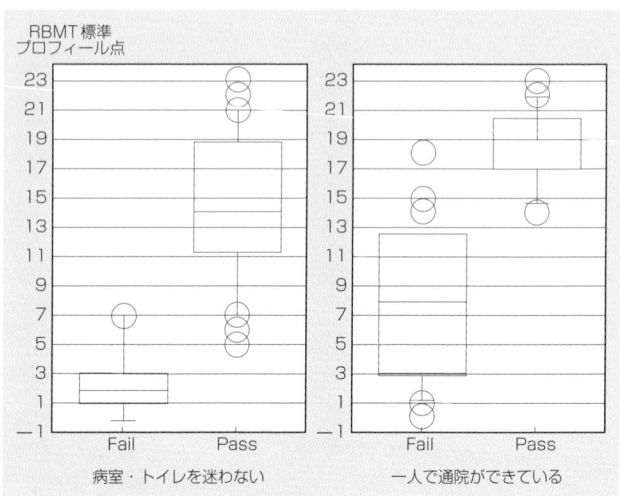

図 3-3 日本版リバーミード行動記憶検査（RBMT）標準プロフィール点での行動分析例（箱ひげ図）
(原, 2015)[1]

能となるのは 17 点以上からであった（**図 3-3**）[1]. そのため, 7点以下の記憶障害患者の場合には, 道順の学習が困難であり, 病棟や院内では「迷子」となる可能性があるとされる[1].

② **日本版ウェクスラー記憶検査**

（日本版 Wechsler Memory Scale-Revised：日本版 WMS-R）

　RBMT などの日常生活場面を想定した検査法とは異なり, 記憶の各側面（言語性記憶, 視覚性記憶, それらを総合した一般性記憶, 記憶体系の基盤をなす注意／集中力, 遅延再生）を算出できる評価法である（**表 3-13**）[12].

　下位検査から合成得点を算出し, 各年齢層において標準化された指標得点に換算することで結果が得られるため, 機能面の障害程度の解釈ができる. また下位検査で正答できた粗点を標準化標本の各年齢群パーセンタイル値で示すこともでき, 下位検査結果の解釈や比較が可能である[12].

③ **標準言語性対連合学習検査**

（Standard verbal paired-associate learning test：S-PA）

　言語性の近時記憶を評価する簡易的な検査として, 三宅式記

表 3-13　WMS-R の検査項目

指標項目	関連する下位検査項目
言語性記憶	論理的記憶Ⅰ・言語性対連合Ⅰ
視覚性記憶	図形の記憶・視覚性対連合Ⅰ・視覚性再生Ⅰ
一般性記憶	*
注意／集中力	精神統制・数唱・視覚性記憶範囲
遅延再生	論理的記憶Ⅱ・視覚性対連合Ⅱ・言語性対連合Ⅱ・視覚性再生Ⅱ

*：一般性記憶指数は，言語性記憶指数＋視覚性記憶指数の合成得点から算出される．
正常値：100±15 　　　　　　　　　　　　　　　　　　　　　　（杉下，2001）[12]

銘力検査（東大脳研式記銘力検査）が用いられてきたが，現代
用語としては古く，馴染みの少ない単語が用いられていること
や，標準値がないといった問題点があった[13]．それらをふまえ
て，2014 年に日本高次脳機能障害学会により，新たに作成・標
準化されたのが本検査である．比較的関連づけやすい単語対
（有関係対語試験）10 対語と，関連性に乏しい単語対（無関係
対語試験）10 対語を 1 セットとし，検査者が 2 秒間隔で読み上
げた後に，単語対の最初の単語を提示し，対になる単語を回答
させる．それぞれ第 3 施行まで行う点は，三宅式記銘力検査を
踏襲している．標準化の過程では，16 歳から 84 歳までのデー
タが分析されており，年齢別のパーセンタイル順位の評価が可
能になっている[1]．また，同一難易度の検査を 3 セット用意し
ているため，継時的変化を測定できる．

④ベントン視覚記銘検査

（Benton Visual Retention Test：BVRT）[14]

1 枚につき 1 つ以上の図形が描かれた 10 枚の図版を視覚的に
提示し，4 つの施行方式（A：10 秒間提示し即時再生，B：5 秒
間提示し即時再生，C：模写，D：10 秒間提示し 15 秒後再生）
で描写させる．採点方法は，作業の全般的能力の尺度となる正
確数と，6 種類の特殊な誤り（省略・ゆがみ・保続・回転・置
き違い・大きさの誤り）に分類することで，点数だけでなく質
的な特徴が分析できる誤謬数の 2 つがある．また，同一難易度
の図版形式が 3 種類あるため，練習効果と習熟を避けて再検査
が可能である．

⑤ Rey 複雑図形検査
（Rey-Osterrieth Complex Figure Test：ROCF）[1]

　図3-4に示すような複雑な図形を構成要素から18に分けて，記載の有無や歪み，適切な配置ができたかどうかなどについて，0.5点刻みで0点から2点までの5段階で採点し，得点を付ける．被験者が模写した図形と直後再生・30分後再生した図形の両方を採点して記録し，比較することで，視覚性記憶機能を評価できる．また，図形模写時には視空間認知や構成要素など他の高次脳機能面を評価することもできる．

⑥慶應版自伝的記憶検査／慶應版自伝的記憶流暢性検査

　慶應版自伝的記憶検査は，人生を3つのブロックに分けて評価する半構造的な遠隔記憶検査であり，Kolpelman[15]らとBorrini ら[16]が1989年に発表した検査を元に，吉益らが日本の現状に合わせて改良した（**表3-14**）[17,18]．3つのブロックに分けることによって時間的傾斜の検出を可能にし，また自伝的出来事記憶と個人的意味記憶を別々に評価している．評価は，Baddeley ら[19]とBorini ら[16]両者のスケールを用いる．

　慶應版自伝的記憶流暢性検査は，60秒以内に人の名前や体験した出来事を想起させて，想起された数を得点とする遠隔記憶

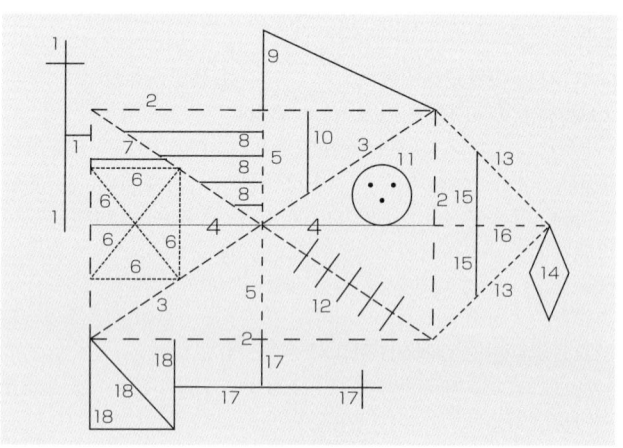

検査では番号が付記されていない図を使用する

図3-4　Rey 複雑図形検査

表 3-14　慶應版自伝的記憶検査の検査項目と評価スケール

（1）出来事（ABI：Autobiographical Incidents）

Ⅰ：子供時代（～15 歳）
学校・買物・家族・病気・遊び

Ⅱ：成人期初期（16～40 歳）
買物・旅行・結婚／旅行・子供／病気（被験者が女性の場合は妊娠がわかったときのことを聞く．男性の場合は子供が生まれたときのことを聞く．子供がいない場合は病院／歯科受診を聞く）・仕事／家事

Ⅲ：成人期後期（41 歳～発症）
買物・仕事／家事・病気・家族・旅行

（2）個人的意味記憶（PSM：Personal Semantic Memory）

0：背景情報
両親／保護者，兄弟姉妹の姓名・誕生年月日・出生地（市町村名まで）自己の誕生年月日・出生地（市町村名まで）

Ⅰ：子供時代（～15 歳）
入学以前の住所（市町村名まで）・友人の名前（姓のみでもよい．1 人正解ならOK）
小学校，中学校の名前・場所（市町村名まで）・先生の名前（姓のみでもよい．1 人正解ならOK）

Ⅱ：成人期　初期（16～40 歳）
①大学／各種学校／最初の仕事：学校／会社の名前・当時の自分の住所（市町村名まで）・上司／先生の名前（姓のみでもよい．1 人正解ならOK）
②自分／他人の結婚：場所（会場の名前または所在地の市町村名または最寄り駅名）・日時（年月日）・仲人の名前（姓のみでもよい）
③自分／兄弟姉妹／親友の子供（1 人正解ならOK）：子供の姓名，出生地（市町村名まで）

Ⅲ：成人期　後期（41 歳～発症）
①病院／施設：病院／施設の名前・所在地（市町村名または最寄り駅名）・入院／入所年月日）
②自己／配偶者／兄弟姉妹（1 人正解ならOK）：勤め先の名前・住所（市町村名または最寄り駅名）
③自分／兄弟姉妹／親友の子供（1 人正解ならOK）：現住所（市町村名）・会社／学校の名前・所在地（市町村名または最寄り駅名）

Episodicity Rating Scale （Baddeley と Wilson，1986 [15]）	Borrini Scale （Borrini ら，1989 [16]）
3 点＝ エピソード記憶，時間と場所を特定可能な記憶	得点＝内容得点＋細部得点
2 点＝ 個人的記憶だが単一の出来事の記憶ではない，または，単一の出来事の記憶であるが時間と場所を特定不能	内容得点： 記憶想起の流暢性と鮮明性によって，0 点，1 点，2 点（反復された出来事でも 1 回きりの出来事と同様に評価）
1 点＝ あいまいな個人的記憶	細部得点： 時間や場所など内容の詳細性によって，
0 点＝ 無反応，または，意味記憶に基づく反応	0 点，0.5 点，1 点．

（吉益・他，1998）[18] より，（1），（2）は一部改変

2-どのような評価方法を選択・実施すればよいか

検査である．Dritschel ら[20] が 1992 年に発表した Autobiographi-cal Fluency Task を参考に，吉益らが作成した[18]．慶應版自伝的記憶検査と同様に人生を 3 つのブロックに分けている．自伝的出来事の項目では，買物（プレゼント），旅行，病気（けが）の 3 項目を，個人的意味記憶の項目では期間内に新しく知り合った人の名前を用いて，それぞれ想起を求める．

⑦遠隔記憶検査

日本で一般的に知られている有名人が写っている社会的出来事の写真を使用した視覚性遠隔記憶検査であり，江口ら[21] によって開発された．患者の逆行性健忘を客観的かつ平易に評価できる，臨床的に有用な検査である．前述の社会的出来事の写真を提示し，有名人の名前の再生および再認，出来事に関するキーワードの回答を求める．健常者の平均得点率と標準偏差から患者の偏差値を算出し，グラフ化することにより，1970 年代から 2000 年代までの逆行性健忘の時間的勾配が検出できることが特徴である．2010 年代の検査問題は開発中である．

⑧意味記憶検査（表 3-15）

加藤ら[22] が作成した検査バッテリーであり，8 つのカテゴリー（野菜・果物・加工食品・乗り物・動物・楽器・日常物品・身体部位）に含まれるそれぞれ 8 つの目標項目について，10 課題を用いて意味記憶障害の有無を検討する．加藤らは，意味記憶を単一なシステムと考え，より狭義な意味記憶障害の定義を用いているため，この 10 課題すべてにおいて正答が得られなかった場合に，その目標項目の意味記憶障害が存在すると定義した．

意味記憶障害と固有名詞失名辞との鑑別方法として，**固有名詞検査（相澤病院版）**[1] がある．歴史上の人物，最近の著名人・芸能人，有名建造物，名作などの固有名詞について，各項目を 10 個ずつ呼称させ，その成績を評価する．同時に，それについて「知っているかどうか，見たことがあるか，聞いたことがあるか」を確認し，意味記憶障害と鑑別する．失語症との鑑別には，一般名詞の想起検査（100 語呼称検査など）を実施する必要がある[1]．

⑨日常記憶チェックリスト（Everyday Memory Checklist：EMC）

健忘による日常生活上の障害の程度を評価する質問紙検査で

表 3-15　意味記憶検査バッテリー

1. カテゴリー（野菜，果物，加工食品，乗り物，動物，楽器，日常物品，身体部位）による語想起検査
2. 目標語を視覚性に提示する意味記憶検査
   1) 目標語を示す色のついた線画（加工食品のみ写真）の呼称課題
   2) 目標語の線画を見て，その目標語の属性について説明する課題
   3) 目標語の線画を見て，同一カテゴリー内の複数の文字カードの中からその線画を示す文字カードを選択する課題
3. 目標語を言語性（聴覚性）に提示する意味記憶検査
   1) 聴覚的に呈示された目標語の定義に対する呼称課題
   2) 聴覚的に呈示された目標語の定義を述べる課題
   3) 目標語の文字カードを見て，同一カテゴリー内の複数の線画の中からその目標語と一致する線画を選択する課題
4. 目標語とその属性のマッチング検査
   1) 目標語の白黒の線画と属性のマッチング課題
      （例：バナナの白黒の線画を見せ，複数の実際の色の中から最も適当な色（黄色）を選択する）
   2) 目標語の文字カード（聴覚性）と属性のマッチング課題
      （例：バナナの場合，形を示す言葉の中から最も適当な言葉（細長い）を選択する）
5. 目標語のイメージを自発的に描く課題

(加藤・他，2002)[22]

ある（88 頁，表 3-35）．日常生活上の支障が顕在化しやすい場面を 13 項目取り上げ，これに対して「全くない」から「常にある」まで 4 段階に分類して，合計する．数井は，患者自身の自己評価点と介護者による患者の評価点を比較したところ，患者は自己の障害を過小評価していたと報告している[23]．

(山本小緒里)

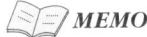MEMO

2. 遂行機能

(1) 遂行機能障害とは

遂行機能障害は，東京都高次脳機能障害者実態調査報告書（2008）のなかで，高次脳機能障害診療の21.9％に認められている．その症状としては，「手際よく作業ができない，1日の予定を立てることができないなど」とされている[24]．

遂行機能（executive function）という用語が最初に登場したのは，Lezak MD の Neuropsychological Assessment 1st eds（1975）のなかであったとされる．現在は 5th eds（2012）となっている．そのなかでは，**表 3-16** に示す4つからなる認知機能のプロセスとして説明されている[25]．

また鹿島らは**表 3-17** のように遂行機能を説明している[26]．目標の設定には，動機づけや明確な意図，未来に向けた思考や構想が必要となる．計画の立案には，目標達成までの段階を考えること，そして複数のプランを立案して，その優劣を検討して，選択していくプロセスが求められる．計画の実行では，各段階を順序よく開始して，妨害刺激を排除して維持して，ときには変換して目的に向かっていくことである．効果的な遂行とは，自己監視（self-monitoring），自己修正（self-correction），自己意識（self-awareness），誤りがあれば修正する能力（self-regulation）である．

表 3-16　遂行機能（executive functions）

Volition	意識的なゴール設定
Planning and Decision making	プランニングと意志決定
Purposive action	目的に適った行動
Effective performance	効果的な遂行，出来映え

(Lezak, 2012)[25]

表 3-17　遂行機能，4 つのコンポーネント

目標の設定（goal formation）
計画の立案（planning）
目標に向かって計画を実際に行う（carrying out goal-directed plans）
効果的に行動を行うこと（effective performance）

(鹿島・他，1999)[26]

この遂行機能は，認知階層構造のなかでは上位に位置づけられるシステムである．つまり下位システムとしての記憶，言語，知覚，運動などの要素的な認知機能を制御し，統合する機能である．そのため，遂行機能障害の定義として「個々の認知スキルそのものは正常であるが，その認知スキルを用いて行動を開始し，モニターし，さらに行動を調整していくために情報を役立てていく能力の障害」とされている[27]．それにより，プランニングの障害，戦略の適用ができない，自己制御ができない，抑制がきかない，ゴール指向的行動が困難，行動の開始が困難である，さらに自己洞察ができない，誤りがあっても修正できない，という一連の行動の障害が生じる[28]．

　また，アイデアの流暢性，思考の柔軟性，抽象的思考，推論能力，注意の配分に関する能力も遂行機能の検査法のなかに含まれて論じられている[26]．

　遂行機能と密接な関連を有しているのは，**前頭連合野**であるとされる．前頭連合野は**図3-5**に示すように，外側，内側，腹側に分けられている[29]．このなかで，遂行機能には背外側前頭前野（dorsolateral prefrontal cortex：DLPFC，Br 9,10,46 野）が重要な役割を担っている（**図3-6**）．またワーキングメモリーはDLPFC の Br 9, 46 野が関与している[30]（**表3-18**），DLPFC は，

前頭連合野
・外側（背外側 DLPFC）
・内側（内側 MPFC）
・腹側（眼窩 OFC，内腹側 VMPC）

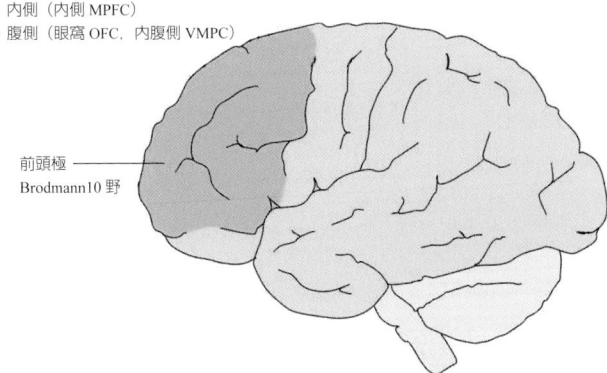

前頭極
Brodmann10 野

図3-5　前頭連合野における背外側前頭前野（DLPFC）　　　　（渡邉，2016）[29]

2-どのような評価方法を選択・実施すればよいか

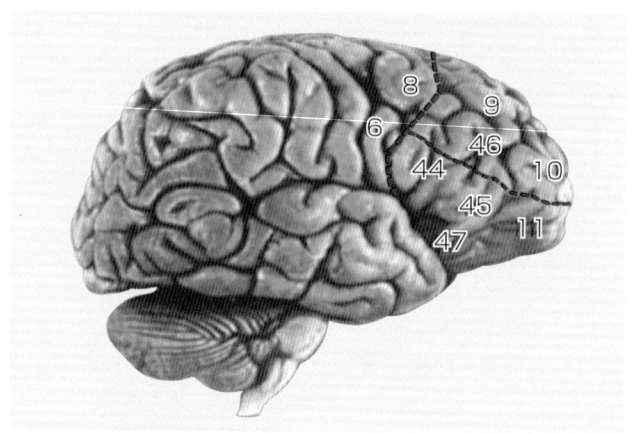

図 3-6　背外側前頭前野（DLPFC）

表 3-18　背外側前頭前野の機能

保持する情報の容量	ワーキングメモリー（作動記憶）：7つまで 数唱（順唱，逆唱）
時間的間隙を結びつけて評価・行動する，時間軸にそった行動の想起/調整	立案したゴールと帰結の間には間隙（時間的間隔）があるが，これを保持して結びつける 展望記憶（prospective memory）：存在想起，内容想起
迅速学習（rapid learning）	最も適切な行動とルールの素早い学習：検査法例． ウィスコンシンカード分類検査

尾状核頭部背外側核，淡蒼球背外側部，視床（前腹側核・背内側核）との神経ネットワークを形成している．そのためそれらの病変においても，遂行機能障害は認められる．

(2) 遂行機能の検査法

　表 3-19 には TBI の評価で遂行機能を反映するとされる検査法を示した.

　このなかで**迷路テスト**は，プランニングの検査法として古くから使用されている．出発点から出口まで視覚的予備的見当づけを行い，意志決定をしてゴールまでのルートを探る．代表例が Porteus の迷路図（**図 3-7**）であり，脳損傷例における検査の感受性が高いとされる[25]．小児の知能検査法（Wechsler Intelligence Scales for Children，WISC-R，WISC-Ⅲ）のなかには迷路課題が含まれている．

表 3-19　遂行機能を反映する検査法

検査名	検査結果が反映する遂行機能の側面
Wisconsin Card Sorting Test（ウィスコンシンカード分類検査）*	推論，概念形成，思考の柔軟性，誤りからの学習
Trail Making Test*	注意（視覚探索と連続性），処理速度
Paced Auditory Serial Addition Test（PASAT）*	分配性注意，ワーキングメモリー
Tinker Toy Test	開始，概念形成，プランニング
Porteus Maze Test（迷路テスト）	プランニング，代替の問題解決，誤りからの学習
Tower Tests（London, Hanoi, Toronto）	プランニング，問題解決
Figural Fluency Tests（描写流暢性検査）	思考の柔軟性，妨害刺激に対する感受性，反応性
Phonemic and Semantic Fluency Tests（語流暢性検査）	思考の柔軟性，反応性，開始
Stroop Color Word Test（上中下検査）*	思考の柔軟性，転換性注意，抑制
Continuous Performance Tests（CPT）*	抑制，覚醒（ヴィジランス）と持続性注意，転動性

＊：わが国おいて存在する検査バッテリー　　　　　　　　（D'Souza A, et al, 2019）[31]

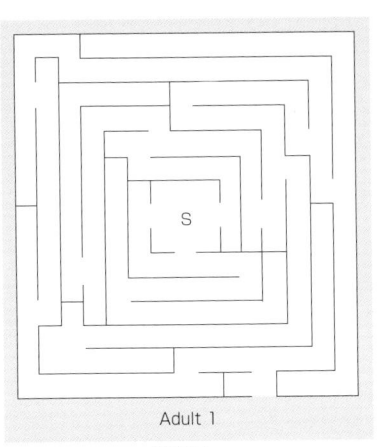

Adult 1

図 3-7　Porteus の迷路図

2-どのような評価方法を選択・実施すればよいか

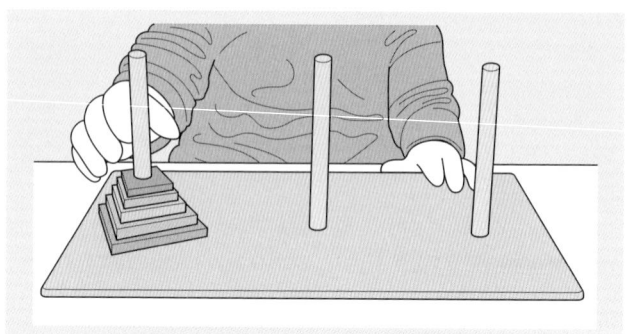

図 3-8　Tower of Hanoi（ハノイの塔）

表 3-20　前頭葉機能・遂行機能の検査法

遂行機能障害の質問票 DEX（Dysexecutive Questionnaire） （BADS の検査セット内に入っている）
遂行機能障害症候群の行動評価法 BADS （Behavioral Assessment of the Dysexecutive Syndrome）[32]*
Wisconsin Card Sorting Test 慶應版（KWCST）[33]
改訂版標準注意検査法 CAT-R（Clinical Assessment for Attention-Revised）[34]*
Trail Making Test（TMT）（TMT-J）*
Word Fluency Test（流暢性検査, 語頭音, カテゴリー）
Kohs 立方体組み合わせテスト*
Iowa Gambling Task

* : わが国おける標準化作業が実施されている検査法

　図 3-8 はプランニングの検査法として利用されている**ハノイ
の塔**課題である．左端の 5 枚のディスクを，右端のバーに少な
いディスクの移動で積み上げる課題である．Tower Test として
は，Tower of London, Hanoi, Toronto と 3 つのバージョンが使用
されている（表 3-19）[25]．

　わが国おいて使用されている前頭葉機能・遂行機能の検査法
を**表 3-20** に示した．

　意志決定 Decision making の評価には，**Iowa Gambling Task**
がある[32-34]．模擬紙幣を用いて報酬額と罰金額を予測して，カー
ドを置く場所の意志決定をする検査である．帰結予測検査法と
して世界的に使用されている，日本版は文献をもとに施設ごと

3：高次脳機能障害の評価

に作成し使用されていたが, PC 用日本語版が開発されている [35].

　表3-16 と 3-17 に示した一連の遂行機能の総合的評価法として, 遂行機能障害症候群の**行動評価法 BADS**（Behavioral Assessment of the Dysexecutive Syndrome）が開発されている. わが国では**日本語版 BADS** が出版されている [36].

　背外側前頭前野の機能を鋭敏に反映する検査法として**ウィスコンシンカード分類検査**がある [37]. 検者の要求を迅速に推察して 3 つのカテゴリー（色, 形, 数）別にカードを分類する課題である. 迅速学習と思考のシフトを評価することが可能である.

　日本高次脳機能障害学会 Brain Function Test 委員会による**改訂版標準注意検査法 CAT-R** には, Symbol Digit Modalities Test（SDMT）, Memory Updating Test, Paced Auditory Serial Addition Test（PASAT）が含まれており, 前頭葉に負荷の高い検査項目とされている [38].

　また **Kohs 立方体組み合わせテスト**は, その特性を 2 章表 2-4 に構成課題遂行時の認知プロセス [14] として示したが, 遂行機能の多くの側面を反映する検査法である. Planning, Purposive action, Effective performance を評価できる [39].

(3) 遂行機能の検査法の注意点

　遂行機能は認知階層構造のなかでは上位に位置づけられるシステムであり, 記憶や注意などの要素的な認知機能とは一線を画している. そのために, 遂行機能評価には多面的な側面の評価が必要となる. 行動評価と質問紙法, そして表 3-20 に示した複数の認知機能検査を総合的に実施して評価することが求められる. さらにワーキングメモリーや展望記憶の評価が必要となる. 日本版 RBMT リバーミード行動記憶検査の下位検査には, 「持ち物の記憶」と「約束の想起」が含まれているが, これらは展望記憶を検査する項目である [10].

（原　寛美）

3. 注意・ワーキングメモリー

（1）注意の分類

　注意は様々な認知機能の基盤であり，意識，知覚，記憶，視空間，言語，遂行機能など，われわれのほとんどの認知機能に関与している．**図 3-9** に注意機能の分類を示した．患者の症状に応じて必要な検査を選択する．

（2）注意検査

①改訂版標準注意検査法 CAT-R

　改訂版標準注意検査法・標準意欲評価法 (CAT-R・CAS) は，これまでの標準注意検査法から 2022 年に改訂され，加えて意欲・自発性の低下を定量的に検出・評価できるようになった検査法である[13]．注意検査として Span（Digit Span, Tapping Span），Visual Cancellation, Auditory Detection Task, Memory Updating Test, Paced Auditory Serial Additon Task, Continuous Performance Test の 7 項目から構成される（**表 3-21**）．短期的記憶，視覚性選択注意，聴覚性選択性注意，転換性注意，分配性注意，持続性注意の評価ができる．Span はワーキングメモリーに関係する．抹消・検出検査は選択性注意，Memory Updating Test, PASAT は注意の変換，分配，制御などに関わる．CPT は持続性注意に関わる．

　本検査はすべての項目の実施には時間を要するため，患者の状態に合わせて必要な検査のみ実施することもあり，結果は

①全般性注意（Generalized attention）➡意識と関わる
②方向性注意（Directed attention）➡半側空間無視
　ⅰ）選択性（selectivity）➡どれに注意を向けるか
　ⅱ）強度（intensity）➡ a）アラートネス（alertness）あるいは覚度（vigilance）
　　　　　　　　　　　　b）持続性注意（sustained attention）
③分配性注意（Divided attention）➡注意を向ける対象のウェイト
　Switching 注意の焦点の連続的な変換能力
　Attentional capacity 展開される注意の容量
④注意の制御
　随意性注意（Voluntary attention）
　制御機能（Regulation of attention）
　努力性注意（Effortful attention）

図 3-9　注意機能の分類

表 3-21　CAT-R の下位検査の概要

1.　Span

① Digit Span（数唱）：2～9 桁の順唱と逆唱を行う.

② Tapping Span（視覚性スパン）：9 個の四角形に対する検者の指さし順を再現する. 同順, 逆順で再現する.

2.　Cancellation and Detection test

① Visual Cancellation（視覚性抹消課題）：視覚的ターゲット（図形, 数字, 平仮名等）を線で抹消する.

② Auditory Detection Task（聴覚性検出課題）：聴覚的に提示された音から「ト」にのみ反応（机をたたくなど）する.

3.　Memory Updating Test

口頭で提示された数字列（3～10 桁）の末尾の 3 ないし 4 桁の数字のみを復唱する. 被験者には何桁の数字が提示されるか知らされない.

4.　Paced Auditory Serial Additon Task

1 桁数字の 61 個が順次, 音声提示されるので, 連続する 2 数字の足し算（暗算）を行う. 数字の提示間隔が 1 秒, 2 秒の 2 種類ある.

5.　Continuous Performance Test

モニター上に提示される 1 桁の数字を見て, 標的数字（⑦）に反応する. 刺激の提示方法と標的数字の条件が異なる 3 課題がある.
SRT 課題：標的数字⑦のみが呈示される.
X 課題：①～⑨の数字がランダムに呈示され, ⑦のみに反応する.
AX 課題：①～⑨の数字がランダムに呈示され, ③の直後に⑦が出現した場合のみに反応する.

CAT-R プロフィールに記録し, 数値をプロットしてグラフ化することができる.

②行動評価尺度

　机上の検査では, 客観的な指標で注意機能を評価できる反面で, 実生活に即した部分が評価できない. また言語障害や麻痺のために実施できないこともある. そこで, 実生活に即し, 訓練や生活場面の行動を観察評価する尺度がある. わが国では, 脳損傷患者の**日常観察による注意評価スケール**や **Moss Attention Rating Scale** がある [40-42]（**表 3-22, 3-23**）. 前者は, 頭部外傷の評価として開発された日常生活場面での注意評価スケール（Ponsford and Kinsella's Attention Rating Scale）を先崎らが訳したもので, 信頼性と妥当性が示されている [42]. 後者も日本語版が作成されており, その信頼性と妥当性が示されている [43].

③ Trail Making Test 日本語版（TMT-J）

　情報処理能力, 注意の分配能力などを評価できる. 課題は,

2-どのような評価方法を選択・実施すればよいか

表 3-22　日常観察による注意評価スケール

1) 眠そうで，活気（エネルギー）に欠けて見える．	まったく認めない． 0点
2) すぐに疲れる．	時として認められる． 1点
3) 動作が緩慢	時々認められる． 2点
4) 言葉での反応が遅い．	ほとんどいつも認められる． 3点
5) 頭脳的ないしは心理的な作業（たとえば，計算など）が遅い．	たえず認められる． 4点
6) 言われないと何事も続けられない．	
7) 長時間（約15秒間以上）宙をじっと見つめている．	
8) 一つのことに注意を集中するのが困難である．	
9) すぐに注意散漫になる．	
10) 一度に2つ以上のことに注意を向けることができない．	
11) 注意をうまく向けられないために，間違いをおかす．	
12) 何かする際に細かいことが抜けてしまう（誤る）	
13) 落ち着きがない	
14) 一つのことに長く（5分間以上）集中して取り組めない．	

（先崎，1997）[42]

表 3-23　Moss Attention Rating Scale

項目内容	因子
1) 何もしていないときは落ち着きがなくそわそわしている（R）.	D
2) 関連のない，または話題から外れたコメントを差し挟むことなく，会話を継続する.	
3) 中断したり，集中力を失うことなく，数分間課題や会話を継続する.	
4) 他にしなければならないこと，考えなければならないことがあるときには，課題の遂行を中断する（R）.	
5) 課題に必要な物が，たとえ目に見え，手の届く範囲内にある場合でもそれを見落としてしまう（R）.	
6) その日の早い時間，または休息後の作業能力が最もよい（R）.	S
7) 他人とのコミュニケーションを開始する.	I
8) 促さないと，中断後，課題に戻らない（R）.	
9) 近づいてくる人の方を見る.	
10) 中止するように言われた後も活動や反応を継続する（R）.	D
11) 次のことを始めるために，スムーズに課題や段階を中断できる.	
12) 現在の課題や会話ではなく，近くの会話に注意が向く（R）.	D
13) 能力の範囲内にある課題に着手しない傾向にある（R）.	I
14) 課題において数分後にスピードや正確性が低下するが，休憩後に改善する（R）.	S
15) 類似した活動における作業能力が，日によって一貫しない（R）.	S
16) 現在の活動を妨げる状況に気づかない（例：車椅子がテーブルに衝突する）（R）.	
17) 以前の話題や行動を保続する（R）.	D
18) 自身の作業の結果における誤りに気づく.	
19) （適切か否かにかかわらず）指示がなくても活動に着手する.	
20) 自身に向けられた対象物に反応する.	I
21) ゆっくりと指示が与えられた時，課題の遂行が改善する（R）.	
22) 課題と関係のない近くにある物に触ったり，使い始めたりする（R）.	D

1	明らかに当てはまらない
2	ほとんど当てはまらない
3	半分当てはまる
4	ほとんど当てはまる
5	当てはまる

R：Reverse は逆転項目を示している．逆転項目は計 14 項目あり，全項目の約 2/3 を占めている．逆転項目の採点は 6－X となる.

D：Restless/Distraction（項目 No 1, 10, 12, 17, 22　計 25 点）

I：Initiation（項目 No 7, 13, 20　計 15 点）

S：Sustained/Consistent（項目 No 6, 14, 15　計 15 点）

（澤村・他．2012）[43]

2-どのような評価方法を選択・実施すればよいか

AとBから構成され，Aは紙面上にランダムに配置された1～25までの数字を順に線でつないでいく．Bは1～13までの数字の間に平仮名を50音順に入れていく．Aは視覚性注意，ワーキングメモリーを反映し，Bは転換性注意，分配性注意を反映しているとされている．通常利き手で実施するが，麻痺などにより非利き手で実施することもある．過去の報告では，利き手と非利き手で評価に大きな差がなかったとされている[44]．

④日本版 WAIS-Ⅲ成人知能検査（WAIS-Ⅲ），WAIS-Ⅳ知能検査（WAIS-Ⅳ）

WAIS-Ⅲは，適用年齢16～89歳で，13の下位項目から構成される知能検査である．言語性IQ，動作性IQ，全検査IQに加えて，言語理解（VC），知覚統合（PO），作動記憶（WM），処理速度（PS）が抽出される．注意機能として，作動記憶，処理速度が評価できる．作動記憶では，数唱，算数，語音整列により構成され，処理速度は符号，記号探しにより構成される．

一方で，**WAIS-Ⅳ**は，適用年齢16～90歳で，15の下位項目から構成され，言語理解（VC），知覚推理（PRI），ワーキングメモリー（WM），処理速度（PS）が評価できる[45]．ワーキングメモリー，処理速度の評価の向上を目的に，下位検査として「パズル」，「バランス」，「絵の抹消」が加わり，数唱に数整列の課題が加わった．また絵画配列，組み合せが削除されている．本検査では，作動記憶は数唱，算数，補助検査として語音配列（16～69歳のみ）により構成され，処理速度は符号，記号探し，また補助検査として絵の抹消（16～69歳のみ）で構成される．

⑤ワーキングメモリー

ワーキングメモリーを反映する評価としては，リーディングスパン，カウンティングスパン，空間的課題，シンプルスパン，視覚的配列比較課題，Nバック課題などがあげられる．また前述のWAIS-ⅢやWAIS-Ⅳのみならず，ウェクスラー記憶検査（WMS-R）も下位項目に注意／集中力があり，下位検査に数唱の項目があり，本検査もワーキングメモリーの要素を反映するといえる．またワーキングメモリーに関係する脳部位や神経機構の観点から，前頭葉機能，遂行機能，展望記憶などとの関連が深いため，アイオワギャンブリング課題も関連する．

（原　貴敏）

4. 言語機能

　言語機能は7つの認知機能の領域のなかでも極めて重要な比重を占める. 失語症の診断のみならず, 言語の理解と表出面などの詳細な評価法を理解して実施することが必要となる.

(1) 評価の前に情報収集し"あたり"をつける

　利き手, 疾患, 脳画像, 現病歴, 既往歴, 服薬歴に加えて, 急性期では安静度や全身状態も確認する. 発症前ADL, 職業, 教育歴などは発症前の患者の言語能力・習慣の推測, 訓練の目標設定に有用である. ここから全体像を推測し, 観察項目や質問手順を検討しておく. 左半球の病巣で失語がある場合, 脳画像から大まかな症状を予測できる (**図3-10**)[46, 47]. 右半球の病巣では特有のコミュニケーション障害を呈することがある[48].

(2) 言語機能の評価

　急性期は意識障害や精神的な不安定さがあり, また言語症状は日々変化する. なるべく患者に負担のない方法で言語症状を把握する. ベッドサイドでは自発話, 呼称, 復唱, 聴覚的理解, 音読・読解, 書字の各モダリティを身の周りの物品などで評価する. 回復期では意識レベルが向上したり他者とコミュニケーションをとる機会が増えたりすることで, それまで目立たなかった言語障害が顕在化することがある.

　失語の場合, 言語処理モデルと照らし合わせると整理しやすい. たとえば, SALA失語症検査は認知神経心理学的アプローチに基づいた失語症検査である (77頁の表3-26)[49]. ここでは

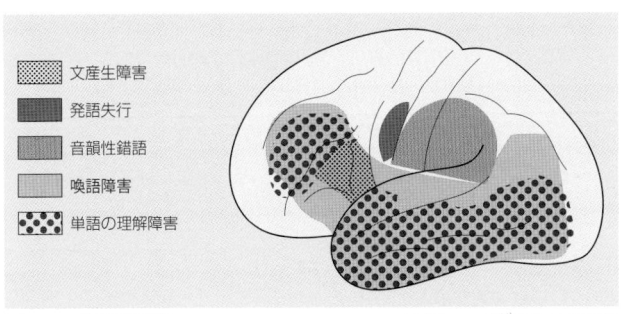

　文産生障害
　発語失行
　音韻性錯語
　喚語障害
　単語の理解障害

図3-10　失語の局在　　　　　　　　　　　　(大槻, 2021)[46] をもとに作成

2-どのような評価方法を選択・実施すればよいか

SALA の言語処理モデル[49]（**図 3-11**）にそって評価を紹介する. 評価の際は正誤のみでなく, 誤り方を記録することが重要である.

右大脳半球損傷の場合は注意, 病識といったコミュニケーションの基盤となる能力の障害に加えて, プロソディ, 推論, 語用論的機能, 表情認知といった外言語学的側面に障害を呈する場合があり, 特徴的なコミュニケーション障害となることがある[48].

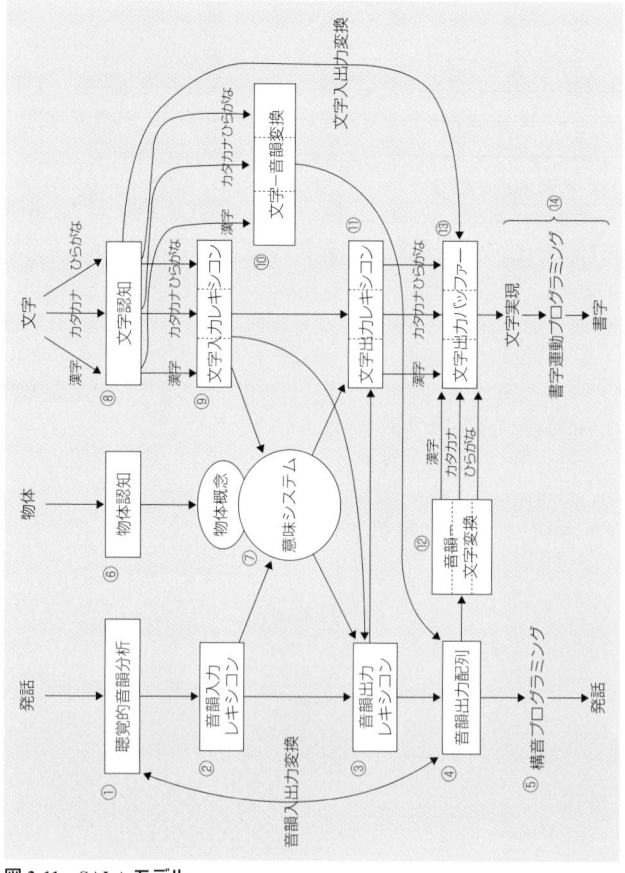

図 3-11　SALA モデル

（藤林・他, 2004）[49], （長塚, 吉田による改変, 2022）より一部改変

3：高次脳機能障害の評価

(3) 神経心理学的アプローチに基づいた言語機能評価
①聴覚的理解

たとえば「めがね」という語を聴いて理解するには，音声を聴いて「め」「が」「ね」という音韻を認識し（**聴覚的音韻分析**），「めがね」という実在する単語であると認識し（**音韻入力レキシコン**），眼鏡の形状や使用法といった意味情報を理解する（**意味システムへのアクセス**）．ベッドサイド評価の場合は，単語レベルでは大まかに「音韻」と「意味」の障害の有無を判断する．

a．聴覚的音韻分析 ①

語音の異同弁別課題が有用である．たとえば，単音「と／そ」，有意味語「たび／さび」，無意味語「いのみ／すくり」などのような対語を聴いて，同じかを判断する．この段階の障害が**語音聾**（word-sound deafness）である．

b．音韻入力レキシコン ②

語彙性判断課題が有用である．単語あるいは非語（実在しない語）を聴いて，聴いたことがある言葉かを判断する．この段階の障害が**語形聾**（word-form deafness）である．

c．音韻情報から意味システムへのアクセス ②→⑦

単語を聴いて対応する絵・物品を選ぶ課題や，類似性判断課題（「調理」「炊事」のような2つの単語を聞き，意味が似ているかを判断する）が有用である．音韻処理が良好だが意味理解が不良の場合は，音韻情報から意味システムへのアクセスが障害されていると考える．この段階の障害が**語義聾**（word-meaning deafness）である．

d．聴覚的把持力

文の理解や復唱に必要な能力であり，聴覚的言語把持課題が有用である．たとえば複数の絵が描かれた図版を用意し，「犬，時計，靴」（3単位）のように複数の単語を聴いて同じ順序で絵を指さす．この課題は各単語が単独では理解できることが前提である．

e．談話の理解

文の理解には文の長さ，統語構造が影響する．一般的に能動文より受動文，非可逆文より可逆文のほうが理解しづらい．文のまとまりである談話の理解には，文同士の意味的なつながり，要点の把握，比喩表現の理解などが必要となる．

2-どのような評価方法を選択・実施すればよいか

②発話

たとえば「猫」という語を言うには，「四つ足動物」「ニャーと鳴く」「ペット」などの意味情報から犬でも兎でもない「ねこ」という語彙を回収し（文字から**音韻出力レキシコン**へのアクセス），「n/e/k/o」という語彙の音韻情報を想起・配列し（**音韻出力配列**），発声発語器官が構音を実現（**構音プログラミング**）する．この過程のどこが障害されているのかを評価する．

a. 会話／談話

発話の長さ，量，喚語，情報量，構音，特徴的な所見（**表3-24**）などをみる．重度の失語では再帰性発話がみられたり，緘黙状態となる．失語がないまたは軽度の場合，談話産生能力としてターン交替，要点の表出，話題の維持などが適切なのかを確認する．自由会話が最も自然な発話が引

表 3-24　発話の障害

		背景	例
意味性錯語	意味の似た語に誤る	意味処理の低下	梨→りんご
音韻性錯語	音韻の似た非実在語に誤る	音韻処理の低下	飛行機→きこーひ
形式性錯語	音韻の似た実在語に誤る	音韻情報の活性化が不十分	ガラス→からす
音断片	目標語の音の一部		ガラス→ら…ら…
新造語	音の類似性のない非実在語	意味&音韻処理の低下（諸説あり）	人参→ねこんと
ジャルゴン	意味の取れない流暢な一連の発話	機能障害に応じて，未分化ジャルゴン，新造語ジャルゴン，意味性ジャルゴン，などに分類される	
再帰性発話	発話しようとすると同じ発話を繰り返す	全般的な言語機能低下	（おはようございます）→そう，そう（具合はいかがですか）→そう，そう
反響言語	相手の言葉の全部あるいは一部を繰り返す	言語に現れる環境依存性	・部分型（おはようございます）→ます・完全型（体調はいかがですか）→体調はいかがですか・減弱型（お名前を教えてください）→お名前は○○です

き出せるが，テーマを決めた会話，情景画・まんが・手順の説明は目標語や命題がある程度決まっているため評価しやすい.

b．呼称 ⑦→③→④→⑤（⑥の保存が前提）

意味/語彙処理の障害があると，意味性錯語，遅延反応，無反応などがみられる．音韻処理の障害があると音韻性錯語や音断片などがみられる．音韻性錯語は誤り方（転置・置換・付加・省略），位置（語頭・語中・語尾），誤り音（子音・母音）も分析する．誤答に対し自己修正や否定（例「犬…じゃない」）があると誤りを認識している目安となる.

c．発語失行 ⑤

音の歪み，置換，プロソディ異常がみられ，同じ語を繰り返したときに誤り方が一貫しないことが多い．これは発声発語器官の運動障害によるものでなく，音韻情報を構音に変換する際のプログラミングの障害による．運動障害性構音障害や音韻性錯語の鑑別，併発に注意する.

③復唱 ①→②（→⑦）→③→④→⑤

他のモダリティとの比較や誤り方から，経路のどこの障害かを評価する．復唱に意味処理は必須ではないが，意味処理が復唱を助けることがある．無意味語の復唱は意味処理の要素を除外して評価できる.

④読み書き

基本的には発話同様に意味（音韻）処理障害があれば意味性（音韻性）の誤りが生じる．文字の読み書きは発症前の能力や習慣の差があるため確認しておく.

a．読み　単語の音読：⑧→⑨→（⑦→）③→④→⑤

　　　　　読解：⑧→⑨→⑦

音読と読解，漢字と仮名を評価する．失語症を伴う失読では，音声言語を反映する部分と文字言語に関わる部分とを，意識して区別することが必要である[50]．半側空間無視や同名半盲がある場合には，縦書きの単語/文にしたり，刺激を縦並びに呈示したりすると評価しやすい.

漢字の場合，一貫性（唯一の読み方か），典型性（単語内の位置で最多の読み方か）を考えて評価する．文字入力レキシコンの障害があると，文字–音韻変換ルートで漢字を音読する表

層失読がみられる．特に，「海老」のように 1 文字ずつでなく熟字として訓読みを当てはめた熟字訓は「かいろう」と読む**類音性錯読**がある．

　仮名では単語と 1 文字の音読を確認する．文字 - 音韻変換が障害されると，仮名単語は比較的音読できるが仮名 1 文字は音読できない．また，「めるす」といった非語が音読できない（**音韻性失読**）．

ｂ．書き　書称：⑦→（③→）⑪→⑬→⑭または⑦→③→④→⑫
　　　　　　　　→⑬→⑭

　　　　　　単語の書き取り：①→②→⑦→⑪→⑬→⑭　または
　　　　　　　　①→②→（⑦→）③→⑪→⑬→⑭

　書称と書き取り，漢字と仮名を評価する．言語的な誤りを呈す障害のほかに，構成失書，失行性失書，注意障害による失書があるため区別する．

　近年はパソコンやスマートフォンでの文字入力が一般的になってきているため，使う習慣のある患者には評価できるとよい．失タイプ（dystypia）はキーボードで文字を打ち込むことの障害で，［ka］を［ga］［ku］と打つなど，キーの位置でなく音の組成が似ているものへ誤ることが特徴である．わが国の報告では仮名 and/or ローマ字の書字障害を伴うことが多い [47]．スマートフォンの入力方法には，キーボード以外にトグルやフリックがある．

(3) 原発性進行性失語（Primary Progressive Aphasia：PPA）

　PPA は変性疾患により他の認知機能障害に先行して言語症状が現れ，進行する症候群である．背景疾患や病巣により言語症状が異なり，非流暢/失文法型（nonfluent/agrammatic variant PPA：nfvPPA），意味型（semantic variant PPA：svPPA），ロゴペニック型（logopenic variant PPA：lvPPA）の 3 タイプの診断基準が示されている [52]．

　評価の基本は血管性失語と同じだが，血管性失語に比べ PPA は発症が緩徐・進行性である，病巣が多少なりともびまん性で言語以外にも機能低下がある，などの違いがある．また PPA に特徴的な言語症状もある（**表 3-25**）．

(4) 神経心理学的検査

　検査を使うことで言語症状を医療者間で共有しやすくなったり，経時的な変化を把握しやすくなったりする．患者の身体・

表 3-25　PPA に特徴的な言語症状

語義失語 / 意味記憶障害	svPPA の中核症状. 語彙 / 意味自体が障害されるが音韻処理は良好である.
語聾	語音認知障害. lvPPA で出現することが多い.
語間代	主に語句の末尾の音節を反復する. lvPPA の病理に多いアルツハイマー病の進行期に見られる.
発語失行（引き延ばし）	変性疾患では音の歪みに関係する中心前回後部に強い変性をきたすことは少なく[51], nfvPPA では音の歪みよりも引き延ばしが多い.

表 3-26　発売されている主な言語検査

	語彙処理	音韻処理	統語	構音	文産生	文理解	文字	計算
標準失語症検査（SLTA）*	○	○	△		○	○	○	○
WAB 失語症検査*	○	○	△		○	○	○	○
D.D.2000 老研版失語症鑑別診断検査*	○	○			○	○	○	○
SALA 失語症検査	○	○			○	○		
標準失語症検査補助テスト（SLTA-ST）	○			○		○		
失語症語彙検査（TLPA）	○	○						
抽象語理解力検査（SCTAW）	○						△	
トークンテスト			△			○		
失語症構文検査			○		○	○		
文構成テスト			○		○			
意味連合検査（SAT）	○						△	

* バッテリー検査

標準失語症検査（SLTA）：Standard Language Test of Aphasia
WAB 失語症検査　日本語版：Western Aphasia Battery
SALA 失語症検査：Sophia Analysis of Language in Aphasia
失語症語彙検査（TLPA）：A Test of Lexical Processing in Aphasia
標準抽象語理解力検査（SCTAW）：The Standardized Comprehension Test of Abstract Words
意味連合検査（SAT）：Semantic Association Test

精神的負担や検査の所要時間を考慮し,「いつ」「何の」「どのような順番で」検査を行うかを決める. まずスクリーニング評価や包括的検査で言語症状の全体像を把握してから, より詳しい評価が必要な場合に掘り下げ検査を行う（**表 3-26**).

（田中春奈）

5. 視知覚統合

(1) 視知覚統合とは

知覚には，Visual perception，Auditory perception，Tactile perception の 3 つのモダリティがある．視知覚統合は，知覚運動統合（Perceptual-motor organization：PO）の一つである．本項で取り上げる高次脳機能障害の評価は，視知覚運動統合（Visual perceptual-motor organization）とも表現される．視覚情報を処理する能力や，図やイメージを見て考えること，空間認知機能や処理能力などが含まれる．

知覚運動を評価する神経心理学的検査法として，D'Souza A らは表 3-27 の検査法をあげている．WAIS-Ⅳ と WISC-Ⅳ のなかでは，知覚推理（perceptual reasoning index：PRI）という下位検査項目の名称となっている．

(2) 半側空間無視

半側空間無視（Unilateral Spatial Neglect：USN）には，表 3-28 に掲げる検査法が通常使用されている．図 3-12 は Albert の線分抹消テスト，図 3-13 は線分二等分テストである．

表 3-27　知覚運動統合の評価が含まれる検査法

TMT：Trail Making Test
WAIS，WISC
Rey 複雑図形の模写
MMSE
Stroop テスト
SDMT（Symbol Digit Modality Test）
WMS（Wechsler Memory Scale）

(D'Souza A, et al, 2019)[31]

表 3-28　半側空間無視の検査法

線分二等分テスト（図 3-13）
視覚性抹消課題（例：Albert の線分抹消テスト，図 3-12）
横書き文章の読みの課題
線画の描写（自発的な描画，模写）
行動性無視検査（Behavioural Inattention Test：BIT）

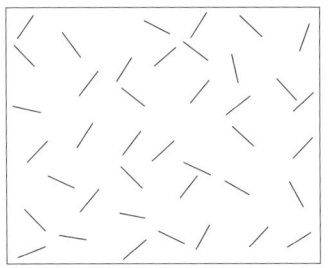
図 3-12 Albert の線分抹消テスト

図 3-13 線分二等分テスト

①行動性無視検査

BIT（Behavioural Inattention Test：BIT）[53] は Wilson らによって開発（1987）され，日本版が作成されている（1999）．BIT は従来の視空間認知検査法であった「線分抹消課題」や「線分二等分課題」など机上の視覚認知評価 6 種類からなる「通常検査」と，日常生活場面を模した「行動検査」（文章の読み書き・時計の認識・物品や硬貨の認識など 9 種類課題）の 2 つの検査指標から構成されている．通常検査では抹消試験の比重が高いため，合計点のみに注目するのではなく，下位項目のどこかに異常があれば，無視を疑うべきである．**表 3-29** に通常検査と行動検査の下位項目別と合計点のカットオフ点を示した．カットオフ点以下では無視を疑うことになる．

2-どのような評価方法を選択・実施すればよいか

表 3-29　BIT 行動性無視検査日本語版の構成

通常検査	最高点	カットオフ点	行動検査	最高点	カットオフ点
線分抹消試験	36	34	写真課題	9	6
文字抹消試験	40	34	電話課題	9	7
星印抹消試験	54	51	メニュー課題	9	8
模写試験	4	3	音読課題	9	8
線分二等分試験	9	7	時計課題	9	7
描画試験	3	2	硬貨課題	9	8
合計	146	131	書写課題	9	8
			地図課題	9	8
			トランプ課題	9	8
			合計	81	68

カットオフ点以下を異常とする

② Catherine Bergego Scale（CBS）[54]

　日常生活上に現れる半側空間無視症状の評価法として用いられ，ADL 上での観察評価と自己評価各 10 項目ずつからなっている．観察評価における各項目の得点の合計が 1〜10 点で軽度，11〜20 点で中等度，21〜30 点で重度の無視と判断する．自己評価は各項目に対して 0〜3 点で自己採点し得点を計算．観察評価の得点から自己評価の得点を引くことで病態失認の程度も点数化して算出することが可能となっている．机上検査と並行して実施される．

（3）視覚性失認

　視覚性失認（2 章表 2-10）では，視覚情報をもとに脳内での表象を構築し，その表象とそれが表す意味との結合を行うことに障害が生じる．3 つのタイプ（知覚型，統合型，連合型）が明らかにされている[55]．視覚性失認の評価を行うためには，その他の障害によってその現象が起きていないかを鑑別しておく必要がある．

　まず初めに，視力低下や視野障害，眼球運動障害など感覚器の障害の有無を確認する．次に失語症や全般性注意障害，半側空間無視などの高次脳機能障害や知能低下を呈していないかを神経心理学的検査や行動観察を用いて評価し，続いて視覚性失認の評価方法の理解や返答の妥当性に支障がないかを確認する．

①視覚表象の構築までの障害の評価
・見本と同じものを複数の選択肢から選ぶマッチング課題
・複数の物品の線画が重なった図（錯綜図）を用いた線画の同定課題
・線画の模写課題

②視覚表象の構築から意味との結合過程の評価
・提示された刺激の名称を答える呼称課題
・口頭で指示された物品を複数の選択肢のなかから選び出すポインティング課題
・提示された物品の使用方法を説明させる説明課題

③標準高次視知覚検査
　標準高次視知覚検査（Visual Perception Test for Agnosia；VPTA）は日本高次脳機能障害学会により標準化された検査である．視知覚の基本機能，物体・画像認知，相貌失認，色彩認知，シンボル認知，視空間の認知と操作，地誌的見当識と広範囲な項目をカバーしているためスクリーニングとしても使用できる．

(4) 地誌的見当識障害
　地誌的見当識障害を呈する4つの病態（**自己中心的地誌的見当識障害，道順障害，街並失認，前向性記憶障害**）[56, 57] が明らかにされている（2章表2-8）．

① Card placing test（CPT）[57]
　視空間・方向感覚検査の一つで，被検者は3×3＝9の格子の中央に立ち，周囲の椅子に置かれた3種類の図形カードの位置を記憶し，自己身体の回転なし（CPT-A）または回転後（CPT-B）にカードを再配置する．その結果から自己中心的地誌的見当識障害や道順障害などの病態鑑別を行っていく方法である．

② ADL/APDL 上の行動観察
　入院患者であれば，病室からトイレやリハビリ室，食堂など病棟内での移動時の様子を観察する．移動時の視線の動きや道幅に対する動線の位置，障害物の見落としや曲がり角での特定方向の見落としがないかなどを観察し，地誌的見当識障害をはじめとして注意障害や半側空間無視など他の高次脳機能障害の影響がないかもあわせて評価していく

③俯瞰図（bird's eye view）を描く
　自宅や訪ねたことのある建物，名所など既知の場所と，発症

後の場所（病院，病室など）の俯瞰図を描くことで病態を評価する．

(5) 構成障害

構成失行とも呼ばれていたが，「構成能力の障害」または「視覚構成能力の障害」という表現も用いられている．わが国でも，視覚認知障害の要因も含める意味で，構成障害と表現することが一般的になっている．現在では「著しい要素的な視覚障害や運動障害が原因と考えられず，構成的課題に現れる障害の総体」として構成障害が定義されている[58]．症状が出現する背景因子としては半側空間無視症状や視知覚認知機能の障害，視覚性短期記憶の障害，計画性の障害などもあげられているため他の高次脳機能の神経心理学的検査の結果ともあわせてその原因を評価していく必要がある．

【Kohs 立方体組み合わせテスト】

Kohs 立方体組み合わせテストは一般知能を測定する検査方法であるが，広く認知機能を分析する神経心理学的検査としてリハビリテーション領域で汎用されている．4個から16個のブロック（積み木）を用いて，表示された手本の図版を構成するという課題の特性から構成障害の評価にも臨床上用いられる．年齢補正によるIQが数値スコアとして表示できるが，実施のプロセスとしての定性的分析により，障害されている脳損傷部位と，視空間認知を含めた特性の評価が可能となる（92頁，表3-37）．

（土井一馬，山田紗弓）

6. 処理速度

(1) 処理速度とは

処理速度（processing speed）とは，視覚情報を処理するスピードに関する能力とされる．DSM-Vの認知機能評価項目には独立して設定されていないものの，D'Souzaらの神経心理学的検査法の systematic review[31] およびWAIS-Ⅳ，WISC-Ⅳ知能検査の項目には含まれている．

単純作業を素早く正確に行う能力，学習の効率，ミスなく迅速に処理できるかが問われる認知機能である．注意（選択性注意，転換性注意，分配性注意）と，さらに遂行機能の認知機能

表 3-30 処理速度の検査法

Trail Making Test（Trail Making Test 日本版 TMT-J）
WAIS-Ⅳ，WISC-Ⅳ（処理速度指数）
PASAT（Paced Auditory Serial Addition Test）
Stroop テスト（上中下検査）
SDMT（Symbol Digit Modality Test）

（D'Souza, et al, 2019）[31]

とオーバーラップする領域でもあるが，独立した認知機能として評価することが求められる．D'Souza らの systematic review における処理速度の検査がカバーできる神経心理学的検査で，わが国で使用可能な検査とは**表 3-30** の通りである．

　また改訂版標準注意検査法 CAT-R には以下の下位検査が含まれている．このなかで所要時間が結果に反映する項目としては，PASAT，Visual Cancellation Test，それに Continuous Performance Test（CPT）があり，処理速度，反応速度の評価法として用いることが可能である．CAT-R の年代別プロフィールにて処理速度の評価として利用できる（67 頁，表 3-21）．

　また **Kohs 立方体組み合わせテスト**は，構成能力と遂行機能の評価法として汎用されているが，規定時間内で達成できたブロック構成を評価する[39]．そのために処理速度，反応時間を評価できる検査法でもある．

(2) 処理速度の評価

　処理速度も注意の重要な側面である．情報処理速度の問題は持続性注意，分配性注意などの個々の注意領域のなかでも論じられる現象であり，速度を反映する指標として反応時間が用いられることが多い．反応時間は**単純反応時間**と**選択反応時間**に分けられる．単純反応時間は 1 つの標的刺激のみが出現し，その呈示後，素早く反応するまでの時間である．これに対して選択反応時間は 2 つ以上の刺激が呈示され，（1 つの標的刺激のみに反応し，他の刺激には何もしないなど）決められた反応のことである[31]．

　処理速度の評価には，改訂版標準注意検査法（CAT-R）やWAIS-Ⅳ，Trail Making Test 日本版（TMT-J）や Stroop テストを用いる．

WAIS-Ⅳには，処理速度指標（PSI）の項目があり処理速度の評価に有用である．このような机上での検査も大事だが，日頃の言動について評価することもその患者において重要なポイントとなる．

① WAIS-Ⅳの構成

WAIS-Ⅲとの変更点は，高齢者へ実施しやすくなったことである．対象年齢は，16歳0カ月から90歳11カ月と幅広い年齢の知能検査となっている．以下の4種類に分類されている（**表3-31**）（70頁参照）．

② Trail Making Test 日本版：TMT-J

注意機能の幅広い評価に適しており，処理速度の評価ともなる（67頁参照）．

③ Stroop テスト

ある情報が，それと矛盾する情報と同時に呈示されたとき，一致した情報や無関係な情報と同時に呈示されるときに比べて，反応時間が長くあることやエラーが増大する現象をストループ効果という．

ストループ効果は，視覚的な情報の処理過程における色と文字を言語化することで情報処理速度や遂行機能，選択性注意機能など前頭葉と関わっている注意機能評価となる[60]．

④行動評価尺度

机上の検査では客観的な注意機能を評価できるが，検査環境

表3-31　WAIS-Ⅳの4つの指標

言語理解指標（VCI）	言語による理解力や思考，推理力に関する指標．これらは言葉で説明することが重要でコミュニケーション能力に関わる．
知的推理指標（PRI）	視覚的な情報から物事を把握，推理し体を動かすという能力に関する指標．新しい情報に対しても解決することや対応することにも関係している．
ワーキングメモリー指標（WMI）	一時的に情報を保持しつつ再生し，情報処理する能力に関する指標．計算問題や電話番号を覚えてかけることなどや集中力にも関わる．
処理速度指標（PSI）	情報処理する速度に関する指標．性格上，マイペースであると点数が下がることもある．

PRI：perceptual reasoning
PSI：processing speed

（松田，2023）[59]

などにより実生活での評価とは異なることもみられる．また言語や麻痺があることで実施できない評価も出てくるため，生活場面の行動を観察評価する尺度として，脳損傷患者の日常生活による注意機能評価スケール（Moss Attention Rating Scale）（69頁，表 3-23）も参考になる．

（土井一馬，山田紗弓）

7. 病識の低下，メタ認知

(1) 脳損傷における病識の低下

病識の低下（Impaired self-awareness：ISA）は，患者が自己の病状の存在や程度，その結果として生じる日常生活上の不自由さを認識できない状態である．それは知覚や運動，感情，行動，認知機能などを含めて広い領域に及ぶ．中等度から重度の外傷性脳損傷における病識の低下は 30〜50％において認められるとされる[61]．病識の低下は，リハビリテーション治療の成果や帰結を左右することにもつながるために，その評価と対応が求められる[62]．

病識（self-awareness）は，文献上では**メタ認知**（metacognition）と記されることもある[63]．

(2) 病識低下の評価法，質問紙法

病識低下の臨床における評価法としては**表 3-32** に示した 4 つの方法があるが，臨床的評価法は確立していない．複数の論文で採用されている評価法は，**表 3-33** に示した 3 つの質問紙法である．患者に関する能力評価尺度 PCRS は，渡邉により日本語訳されている[69]．最も多く使用されている評価法としては，**気づきの質問票**（Awareness Questionnaire：AQ）（**表 3-34**）であるとされる[67, 68]．

気づきの質問票 AQ には患者用，家族用，医療者用が準備さ

表 3-32　病識の低下の評価法

1. 自己と代理者による評価の乖離
2. パフォーマンスに依拠した乖離
3. 構造化された質問紙法
4. 臨床的評価法

（Sherer M, et al, 2005）[64]

2-どのような評価方法を選択・実施すればよいか

表 3-33　病識低下の評価，質問紙法

Self-Awareness of Deficits Interview (SADI)[65]	気づきの障害の質問票
Patient Competency Rating Scale (PCRS)[66]	患者に関する能力評価尺度
Awareness Questionnaire (AQ)[67, 68]	気づきの質問票

表 3-34　気づきの質問票（患者用）

	評価
1. 事故前と比べて今はどのくらい自立できていますか？	
2. 事故前と比べて今はどのくらい金銭の管理ができていますか？	
3. 事故前と比べて今はどのくらい他人との付き合いができていますか？	
4. 事故前と比べて思考や記憶のテストではどのくらいできていますか？	
5. 事故前と比べて今の生活はしたいと思うことがどのくらいできていますか？	
6. 事故前と比べて今はどのくらい見ることができていますか？	
7. 事故前と比べて今はどのくらい聞くことができていますか？	
8. 事故前と比べて手足をどのくらい動かすことができますか？	
9. 事故前と比べて今はどのくらい協調できますか？	
10. 事故前と比べて今はどのくらい時間や日付や場所を守ることができていますか？	
11. 事故前と比べて今はどのくらい集中できていますか？	
12. 事故前と比べて今はどのくらいあなたの考えを他の人に伝えられていますか？	
13. 事故前と比べて今はどのくらい最近の出来事を覚えていますか？	
14. 事故前と比べて今はどのくらい計画的にできていますか？	
15. 事故前と比べて今はどのくらい整理整頓ができていますか？	
16. 事故前と比べて今はどのくらい気持ちのコントロールができていますか？	
17. 事故前と比べて今はどのくらい感情の調整ができていますか？	

評価点：1. かなり悪い，2. 少し悪い，3. 同じ，4. 少し良い，5. かなり良い
(Sherer M, 1998)[68] より翻訳改変

　れている．17項目を1～5の評価点で評価する方法であり，評価点の乖離を分析することにより，病識の低下を明らかにする．
　TBI群における病識の低下の研究では，病識低下は多面的で複合的な要因を有しているとされている．その低下は，リハビリテーションの帰結，重度な脳損傷，遂行機能障害と社会的認知障害との関連が認められている．また病識の低下は神経ネットワークの損傷と見なすことができて，前部帯状回，前部島回．

それに前頭-頭頂葉ネットワークにおける障害が関連する病巣として論じられている[70].

(3) 遂行機能障害と記憶障害における質問紙法

遂行機能障害には，遂行機能障害症候群の行動評価 BADS 日本版のなかに，**遂行機能障害の質問票 DEX**（Dysexecutive Questionnaire）がある[71].遂行機能に関係する質問に対して本人と家族・リハビリテーション担当職などが回答することで，病状に対する自己評価を検討できる.

記憶障害の評価では，**日常記憶チェックリスト**（Everyday memory check list：EMC）（**表 3-35**）がある[11].日本版 RBMT リバーミード行動記憶検査 2023 年増補版のセット内に含まれている[9].

これらは患者自身および主介護者（家族や主担当医療スタッフなど）が患者の生活場面を振り返って記載するため，両者の点数の違いから，患者の「病識低下」の程度を評価することが可能となる.記憶障害の場合には，「メタ記憶」といわれる自己の記憶能力に対処する認識としても評価できる.

（原　寛美）

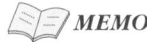
MEMO ─────────────────────

表3-35　日常記憶チェックリスト（Everyday Memory Check List ; EMC）

記入法：最近1カ月間の生活の中で，以下の13の項目がどのくらいの頻度であっ
たと思いますか．右の4つ（全くない，時々ある，よくある，常にある）の中から
最も近いものを選択して，その数字を○で囲んで下さい．

		全くない	時々ある	よくある	常にある
1	昨日あるいは数日前に言われたことを忘れており，再度言われないと思い出せないことがありますか？	0	1	2	3
2	つい，その辺りに物を置き，置いた場所を忘れてしまったり，物を失くしたりすることがありますか？	0	1	2	3
3	物がいつもしまってある場所を忘れて，全く関係のない場所を探したりすることがありますか？	0	1	2	3
4	ある出来事が起こったのがいつだったかを忘れていることがありますか？（例：昨日だったのか，先週だったのか）	0	1	2	3
5	必要な物を持たずに出かけたり，どこかに置き忘れて帰ってきたりすることがありますか？	0	1	2	3
6	自分で「する」と言ったことを，し忘れることがありますか？	0	1	2	3
7	前日の出来事の中で，重要と思われることの内容を忘れていることがありますか？	0	1	2	3
8	以前会ったことのある人たちの名前を忘れていることがありますか？	0	1	2	3
9	誰かが言ったことの細部を忘れたり，混乱して理解していることがありますか？	0	1	2	3
10	一度，話した話や冗談をまた言うことがありますか？	0	1	2	3
11	直前言ったことを繰り返し話したり，「今，何を話していましたっけ」などと言うことがありますか？	0	1	2	3
12	以前，行ったことのある場所への行き方を忘れたり，よく知っている建物の中で迷うことがありますか？	0	1	2	3
13	何かしている最中に注意をそらす出来事があった後，自分が何をしていたか忘れることがありますか？	0	1	2	3

得点 /39 点

（数井・他，2003）[11]

3―神経心理学的検査の結果の読み方

1. 神経心理学的検査―定式的な検査と非定式的な検査

　高次脳機能障害の診断には，1章表1-3に示した認知機能の7領域を対象として，神経心理学的検査を用いた評価が必要となる．神経心理学的検査には，日本での標準化がされていて，検査結果が健常対照群の成績と比較できる cut-off 値が明らかにされている**定式的な検査**（formal test）と，そのような作業が実施されていない**非定式的な検査**（informal test）がある[5]．そして，検査の実施にあたっては使用の手引き書が添付されている定式的な検査が望ましい．しかし，非定式的な検査のなかでも，Iowa Gambling Task のように前脳基底部の機能を鋭敏に反映するとされる検査法[72]もあり，両者を組み合わせて実施していくことが現実的となる．

　図 3-14 は，記憶の検査法である日本版リバーミード行動記憶検査（RBMT）2023 年増補版である[9]．「使用の手引き（2023年増補版）」と「RBMT の臨床活用と研究サポートのための文献ガイド」が新たに加わっている．新しく失語症患者と高齢者

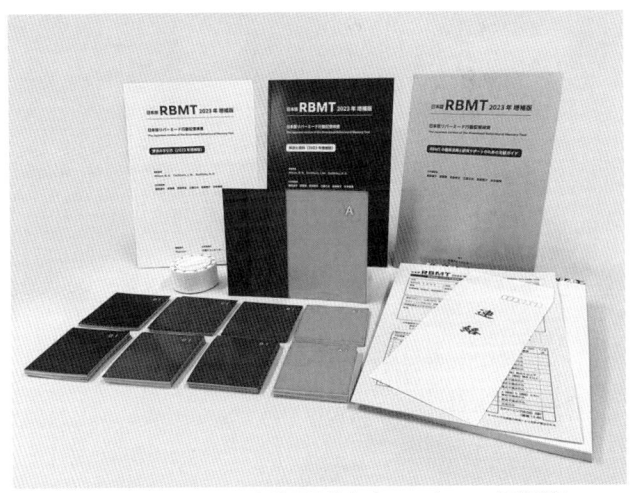

図 3-14　日本版リバーミード行動記憶検査（RBMT）2023 年増補版

の成績が収載されていること，また MCI（mild cognitive impairment）を含めた認知症の鑑別診断にも使用できることなどが説明されている[73, 74]．

7 領域すべてをカバーする検査として WAIS があり，現在は WAIS-Ⅳ（2018）が使用できる．前版の WAIS-Ⅲ に比べて検査項目数が少なくなり，実施時間が短くなっている．

定式的な検査法では，このようなバージョンアップがされていることも特徴である．

2. 評価の目的に応じた神経心理学的検査の選択

1 章図 1-1 には高次脳機能障害の診断プロセスを示したが，病歴と日常生活上の行動評価，脳画像所見をもとに，どのような高次脳機能障害であるかが推測される．それらに基づいて，優先されるべき神経心理学的検査が選択される．**表 3-36** には検査目的の領域における主な検査法を示した．

しかし，これらの検査を網羅するのは困難であり，短時間で実施できる検査を優先して実施し，分析することが実際的である．筆者は高次脳機能障害診療において，注意では TMT-J，記

表 3-36　検査領域別の主な神経心理学的検査例

全般的認知機能	WAIS-Ⅳ Kohs 立方体組み合わせテスト ミニメンタルステート検査（MMSE）
言語機能	標準失語症検査 WAB 日本語版
知覚	標準高次知覚検査（VPTA：Visual perception test for agnosia） 行動性無視検査（BIT：Behavioral inattention Test）
失行	標準高次動作性検査
構成行為	Rey Complex Figure Kohs 立方体組み合わせテスト
記憶	日本版 RBMT リバーミード行動記憶検査 2023 年増補版 ウェクスラー記憶検査 WMS-R 標準言語性対連合学習検査 S-PA
遂行機能	Wisconsin Card Sorting Test 慶應版（KWCST） Iowa Gambling Task 遂行機能障害症候群の行動評価法 BADS
注意	Trail Making Test（TMT）（TMT-J） 改訂版標準注意検査法 CAT-R

憶では日本版 RBMT，遂行機能の側面では Kohs 立方体組み合わせテストを実施することとしている[75]．TMT-J は年代別の平均実施時間 Mean と SD が示されている．この 3 つの検査結果により，どのような認知機能障害を有しているのか，その特性と重症度を把握でき，次のステップのより詳細な検査へと進めることができる．

Rey Complex Figure[25] の模写を自動車運転の適応と判断のプロセスに取り入れる報告もされている[76]．図 3-4（56 頁）に示すような複雑な図形の構成要素を 18 項目に分けて，記載の有無や歪み，適切な配置ができたかどうかなどについて，0.5 点刻みで 0 点から 2 点までの 5 段階で採点し得点を付ける．被験者が模写した図形と直後再生・30 分後再生した図形の両方を採点して記録し，比較することで，視覚性記憶機能を評価できる．これにより，視空間認知や視覚性記憶，構成などの高次脳機能障害を評価できる．

3. 神経心理学的検査の実施時にはどこに着目するのか

(1) Kohs 立方体組み合わせテスト

全般的認知機能の検査法である Kohs 立方体組み合わせテストでは，2 章表 2-4 に示した構成課題遂行時の 5 つの認知プロセスを評価できる．実施時のブロックの回転の特性や戦略的な組み立てができているかなど，検査時の定性的な分析が求められる（**表 3-37**）．それにより主体となる病巣と障害像を把握することができる．

(2) 日本版 RBMT リバーミード行動記憶検査 2023 年増補版

記憶の検査法である日本版リバーミード行動記憶検査（RBMT）では，採点のまとめとして記録用紙上に検査結果の素点を項目別に記入する．そして素点を標準プロフィール点とスクリーニング点別の換算基準を参照しスコアを記入する（53 頁，表 3-12 参照）．すべての下位検査の実施により標準プロフィール点合計とスクリーニング点合計を記入し，年代別のカットオフ得点を参照して判定が可能となる．下位検査は 14 項目あり，項目別プロフィール点を分析することができる．記憶のどのような側面が障害されていて，一方で残存しているのかの評価が可能となっている[10]．

表 3-37 Kohs 立方体組み合わせテストにおける病巣別特性

病巣・病変	特　性
前頭葉病変	・全体的な戦略をあらかじめ描くことができない，場当たり的 ・誤りを生じていても修正しない（action slip） ・結果を細部まで検証しようとしない ・個々のブロックのローテーションは問題ない
左頭頂葉病変	・個々のブロックのローテーションが障害されている ・手本を短時間に細部までイメージ化し記憶することができない（視覚性短期記憶の障害） ・具体的逐次的空間的操作が困難（四次元空間の失見当識）
右頭頂葉病変	・立体的空間的な認知が困難 ・手本のイメージそのものが崩壊 ・左右上下前後の空間的な把握，構成ができない
後頭葉病変	・前後関係，奥行き上下の感覚（三次元空間の位置関係）を認知できない

4. 復職を目指す高次脳機能障害例における神経心理学的検査の結果の読み方

　神経心理学的検査結果のカットオフ値は，年代別健常者の平均値が用いられる．このため復職を目指す患者の可能性を検討する場合には，机上の検査結果で判断することの限界を考慮すべきである．どのような職種，職域で，求められる能力はどのような内容であるか，そうした情報をふまえて検査結果を読んでいくことが求められる．

　図3-15には，右被殻出血の慢性期MRI画像（50歳代）を示した．発症時に認められていた左片麻痺は完全回復し，発症2カ月と4カ月の神経心理学的検査結果では表3-38のように経過し，高次脳機能障害の改善を認めた．このなかでWAIS-Ⅲ処理速度のスコア84は，平均値90〜109を下回っていた．本例の標準注意検査法（CAT）における処理速度が関係するSDMT（Symbol Digit Modality Test）では正答40％であり，-1 SD以下であった．さらにCATのTapping spanのForewardは4桁，Backwardは3桁であった．これは視覚性短期記憶の低下を示唆していた．それにより処理速度の低下に影響があると考えられた．Kohs立方体組み合わせテストのスコアは108で平均値であるが処理速度の遅延があると考えられた．自動車運転は可能で

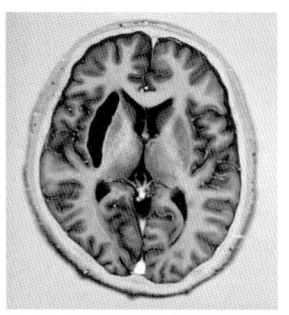

図 3-15 右被殻出血例 MRI 画像
(STIR 画像，慢性期)

表 3-38 神経心理学的検査の経過 (2 カ月，4 カ月)

	発症後2カ月	4カ月		2カ月	4カ月
WAIS-Ⅲ			WMS-R		
FIQ	79	93	一般的記憶	96	96
VIQ	81	93	言語性記憶	98	98
PIQ	79	94	視覚性記憶	94	94
言語理解	82	100	注意/集中力	92	115
知覚統合	79	97	遅延再生	94	87
作業記憶	100	90	TMT A	103	108
処理速度	69	84	B	154	125
リバーミード行動記憶検査 RBMT	標準プロフィール点		Kohs 立方体組み合わせテスト IQ	93	108
	20	20	BIT (通常検査)	138	144
KWCST	0-4-3	4-0-1	BADS 総 P 点	18	18

KWCST：Wisconsin Card Sorting test-Keio Version (達成カテゴリー数，ネルソン型保続数，セット維持困難数)

あるが，視覚的な処理速度を要する技術職への復帰には，視覚性短期記憶の改善とより高い処理速度が要求されると考えられた.

(原　寛美)

■文献

1）原　寛美：高次脳機能障害の評価．高次脳機能障害ポケットマニュアル，第3版，医歯薬出版，2015．

2）山鳥　重：生活記憶の障害．記憶の神経心理学，第1版，医学書院，2002，p28．

3）數井裕光，佐藤俊介：記憶障害．高次脳機能障害の考えかたと画像診断（武田克彦，村井俊哉），中外医学社，2016，pp44-46．

4）藤森秀子，三村　將：記憶障害．高次脳機能障害のリハビリテーション Ver.3（武田克彦・他），医歯薬出版，2018，pp70-73．

5）鹿島晴雄，加藤元一郎・他：認知障害の評価．認知リハビリテーション，医学書院，1999，pp62-65．

6）Benigas JE, Brush JA, et al：Spaced Retrieval Step by Step. An Evidence-Based Memory Intervention. Health Professions Press Inc. Baltimore, 2016, p5.

7）苧阪直行：前頭前野とワーキングメモリ．高次脳機能研究，32(1)：7-14，2012．

8）太田信子：展望記憶のリハビリテーションとトピック．高次脳機能研究，39(3)：320-325，2019．

9）綿森淑子，原　寛美・他：日本版RBMTリバーミード行動記憶検査2023年増補版，千葉テストセンター，2023．

10）綿森淑子，原　寛美・他：日本版RBMT2023年増補版使用の手引き（2023年増補版），2023年増補版，千葉テストセンター，2023，pp1-2．

11）数井裕光，綿森淑子・他：日本版日常記憶チェックリストの有用性の検討．Brain and Nerve, 33：317-325, 2003.

12）杉下守弘：日本版ウエクスラー記憶検査法（WMS-R），日本文化科学社，2001，pp1-75．

13）日本高次脳機能障害学会　Brain Function Test委員会　新記憶検査作成小委員会：標準言語性対連合学習検査．新興医学出版，2014．

14）Arthur L. Benton 著，高橋剛夫 訳：改訂版視覚記銘検査　使用手引，再版，三京房，1978，pp1-12．

15）Kopelman MD, Wilson BA, et al：The Autobiographical memory interview：A new assessment of autobiographical and personal semantic memory in amnesic patients. J Clin Exp Neuropsychol, 11：724-744, 1989.

16）Borrini G, Dall'Ora P, et al：Autobiographical memory；Sensitivity and education of a standardized enquiry. Psychological Medicine, 19：215-224. 1989.

17）吉益晴夫，加藤元一郎・他：自叙伝的記憶と新しい検査法について．脳と精神の医学，4：87-91，1993．

18）吉益晴夫，加藤元一郎・他：遠隔記憶の神経心理学的評価．失語症研究，18(3)：205-214，1998．

19）Baddeley AD, Wilson BA：Amnesia, autobiographical memory and confabulation, Autobiographical memory. Cambridge University Press, Cambridge, 1986, pp225-252.

20）Dritschel BH, Williams JMG, et al：Autobiographical fluency：a method for the study of personal memory. Memory and Cognition, 20：133-140, 1992.

21）江口洋子，穴水幸子・他：有名人の顔が含まれる社会的出来事写真を用いた遠隔記憶検査の試み．認知リハ，21：5-20，2016．

22）加藤元一郎，吉野文浩・他：認知リハビリテーション－特に選択的意味記憶障害の直接認知訓練の効果について－．神経心理学，18：163-

170, 2002.

23) 数井裕光，武田雅俊：健忘症状群の診かた．高次脳機能研究，29(3)：304-311，2009.

24) 渡邉　修・他：東京都における高次脳機能障害者総数の推計．Jpn J Rehabil Med, 46：118-125，2009.

25) Lezak MD, et al(eds)：Neuropsychological Assessment. Fifth Edition. Oxford University Press, New York, 2012.

26) 鹿島晴雄・他：認知リハビリテーション．医学書院，1999, pp155-175.

27) Baddeley A, Wilson B：'Frontal amnesia and the dysexecutive syndrome'. Brain and Cognition, 7：212-230, 1988.

28) Stuss DT, Levine B：Adult clinical neuropsychology：lessons from studies of the frontal lobes. Annu Rev Psychol, 53：401-433, 2002.

29) 渡邊正孝：前頭連合野のしくみとはたらき．高次脳機能研究，36：1-8，2016.

30) 久保田　競：前頭葉の構造と機能局在．神経精神薬理，15：409-420，1993.

31) D'Souza A, et al：Measuring change overtime：A systematic review of evaluative measures of cognitive functioning in traumatic brain injury. Front Neurol, 10：3, 2019.

32) Bechara A：Iowa Gambling Task Professional Manual：Psychological Assessment Resources, Inc. Lutz, 2007.

33) 加藤元一郎：前頭葉眼窩部損傷による人格・行動変化とソマティック・マーカー仮説．認知神経科学，3：105-108，2001.

34) 岩波　潤，原　寛美：社会的行動障害を有する患者に対するアイオワ・ギャンブリング課題の実施について．認知リハ，15：29-35，2010.

35) 遊間義一・他：PC用日本語版アイオワギャンブリング課題の開発と英語版との同等性．心理学研究，93：129-138，2022.

36) 鹿島晴雄監訳　三村　將・他訳：日本版BADS遂行機能障害症候群の行動評価日本版．新興医学出版，2003.

37) 鹿島晴雄，加藤元一郎編著：慶應版ウィスコンシンカード分類検査．三京房，2013.

38) 日本高次脳機能障害学会 Brain Function Test 委員会：改訂版標準注意検査法 Clinical Assessment for Attention-Revised．新興医学出版，2022.

39) 鹿島晴雄：頭頂－後頭領域障害と前頭領域障害における KOHS 立方体検査の応用．コース立方体組み合わせテスト使用手引き．三京房，1987，pp31-40.

40) Ponsford J, et al：The use of a rating scale of attentional behaviour. Neuropsychol Rehabil, 1：241-257, 1991.

41) Whyte J, et al：The Moss Attention Rating Scale for traumatic brain injury：further explorations of reliability and sensitivity to change. Arch Phys Med Rehabil, 89：966-973, 2008.

42) 先崎　章・他：臨床的注意評価スケールの信頼性と妥当性の検討．総合リハ，25：567-573，1997.

43) 澤村大輔・他：Moss Attention Rating Scale 日本語版の信頼性と妥当性の検討．高次脳機能研究，32：533-541，2012.

44) Toyokura M, et al：Nondominant hand performance of the Japanese Trail Making Test and its mirror version. Arch Phys Med Rehabil, 84：691-693, 2003.

文献

45）日本語版 WAIS-Ⅳ刊行委員会：WAIS-Ⅳ知能検査．日本文化科学社，2018.

46）大槻美佳：進行性非流暢性失語：今日の視点から．神経心理学，37：171-180，2021.

47）大槻美佳：臨床症候にみる脳の変化：失書から失タイプ（dystypia）へ．神経心理学，37：262-271，2021.

48）Myers, PS：Right hemisphere damage. Singular Pub, 1999.

49）藤林眞理子・他：SALA 失語症検査．エスコアール，2004.

50）水田秀子：失語症の読み－臨床に向けて．高次脳機能研究，31（2）：191-197，2011.

51）松田　実：前頭葉障害による発話障害の諸相．高次脳機能研究，36（2）：227-235，2016.

52）Gorno-Tempini ML, et al：Classification of primary progressive aphasia and its variants. Neurology, 76：1006-1014, 2011.

53）BIT 日本版作製委員会（代表 石合純夫）：BIT 行動性無視検査日本版．新興医学出版社，1999.

54）長山洋史・他：日常生活上での半側無視評価法 Catherine Bergego Scale の信頼性，妥当性の検討．総合リハ，39：373-380，2011.

55）太田久晶：視覚失認―3 つのタイプによる症状区分とそれぞれの責任領域について―．高次脳機能研究．30（2）：271-276，2010.

56）Aguirre GK, et al：Topographical disorientation：a synthesis and taxonomy. Brain, 122：1613-1628, 1999.

57）橋本律夫・他：自己中心的地誌的見当識障害と道順障害―新しい視空間認知機能検査 card placing test による評価―．臨床神経，56：837-845，2016.

58）石合純夫：無視症候群・外界と身体の処理に関わる空間性障害．高次脳機能障害学，第 2 版，医歯薬出版，2012，pp151-192.

59）松田　修：日本版 WAIS-Ⅳ－高齢者に対する使用をめぐって－．老年臨床心理学研究，4：36-46，2023.

60）永原直子・他：人間環境学研究，認知機能スクリーニング検査としてのストループ検査の有用性の検討．人間環境学研究会，10（1）：29-33，2012.

61）Dromer E, et al：Impaired self-awareness after traumatic brain injury: a systematic review. Part 1: Assessment, clinical aspects and recovery. Phys Rehabili Med, 64：101468, 2021.

62）長野友里：高次脳機能障害の awareness．高次脳機能研究，32：433-437，2012.

63）Prigatano GP, et al：Impaired self-awareness and denial during the postacute phases after moderate to severe traumatic brain injury. Front Psych, 11: 1569, 2020.

64）Sherer M, et al：Neuroanatomic basis of impaired self-awareness after traumatic brain injury: findings from early computed tomography. J Head Trauma Rehabil, 20：287-300. 2005.

65）Fleming JM, et al：Self-awareness of deficits in adults with traumatic brain injury: how best to measure? Brain Inj, 10：1-15. 1996.

66）Prigatano GP, et al：Behavioral limitations that traumatic brain injured patients tend to underestimate. Clin Neuropsychol, 4：163-176, 1990.

67）Sherer M, et al：Assessment and treatment of impaired awareness after brain injury: implications for community re-integration. Neuro Rehabil, 10 : 25–37, 1998.

68) Sherer M, The Awareness Questionnaire. The Center for Outcome Measurement in Brain. https://www.tbims.org/combi/aq/aqrat.html

69) 渡邉　修：病識の低下．高次脳機能障害のリハビリテーション Ver.3 （武田克彦・他編），医歯薬出版，2022，pp88-94.

70) Dromer E et al : Impaired self-awareness after traumatic brain injury: a systematic review. Part 2 : Consequences and predictors of poor self-awareness. Phys Rehabil Med, 64 : 101542, 2021.

71) 鹿島晴雄監訳，三村將・他訳：日本版 BADS 遂行機能障害症候群の行動評価日本版．新興医学出版社，2003.

72) Bechara A : Iowa Gambling Task Professional Manual : Psychological Assessment Resources, Inc. Lutz, 2007.

73) 数井裕光：軽度認知障害の診断におけるリバーミード行動記憶検査の有用性．日老医誌，41：171-174，2004.

74) 数井裕光：記憶②認知症診療におけるリバーミード行動記憶検査（RBMT）．老年精神医誌，31：597-602，2020.

75) 原　寛美：回復期における記憶障害，注意障害，遂行機能障害の評価と対応．臨床リハ，31：421-430，2022.

76) 日本高次脳機能障害学会 Brain Function Test 委員会，運転に関する神経心理学的評価法検討小委員会：脳卒中，脳外傷等により高次脳機能障害が疑われる場合の自動車運転に関する神経心理学的検査法の適応と判断．高次脳機能研究，40（3）：291-296，2020.

高次脳機能障害のリハビリテーション

1—認知リハビリテーションの考え方

1. 認知リハビリテーション立案の流れ

　高次脳機能障害に対する認知リハビリテーションの実施には，本人のニーズや希望，各職種による評価など多角的な視点から包括的に目標を設定し，必要なリハビリテーション計画を立案する（**図4-1**)[1]．特にゴールの設定においては，①本人が何を望んでいるかを盛り込んだゴール設定とする．②実現可能なゴール設定とする．③「以前の記憶の状態に戻りたい」など，実現不可能なゴールの希望に対しては，医療スタッフから誘導し実現可能なゴール設定をする．など医療者が目標設定においてアドバイスを交えながら行っていくことが重要である．それによって実施されたリハビリテーションでは，定期的に患者の状態を神経心理学的検査を交えて評価し，目標への達成の状況

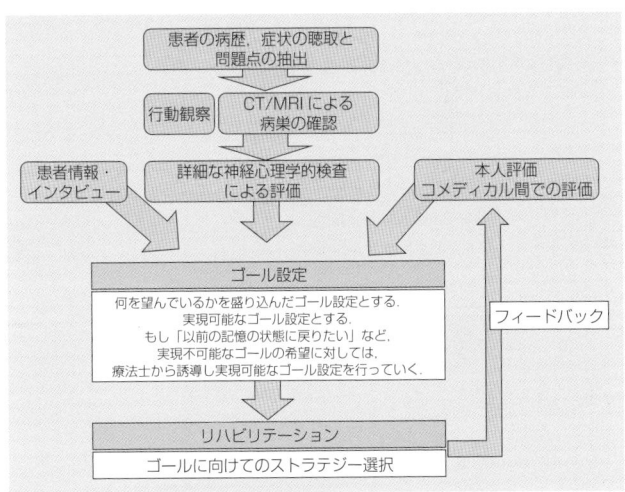

図4-1　認知リハビリテーション計画

を確認する．これに基づいたフィードバックを本人にも共有し，再度リハビリテーションの方向性を検討していくことが重要である．

2. 認知リハビリテーションの枠組みとその考え方

　脳損傷後の大脳は，成熟脳においてもある程度の可塑性変化が起こることが示されている．そのため認知リハビリテーションにおいては，損傷された脳組織と損傷神経回路に対する直接的な刺激による**機能再建（神経回路再統合）**と，リハビリテーションにより代償的な能力を獲得することで生じる**機能的再組織化**がポイントとなる（**図 4-2**）．脳自体に直接働きかけるリハビリテーションにより，患者自身の能力を最大限に引き出すが，もともとの能力まで引き出せなかった部分については，機能代償で補うことにより生活上の支障を解消するという考えである．

3. 認知リハビリテーションのエビデンス

　渡邉は，過去の高次脳機能障害に対する認知リハビリテーションの研究より，各症状にあわせて**表 4-1**のように言及している[2]．そして，達成すべきゴールは，日常生活活動（ADL）から始めて日常生活関連活動（IADL）といわれる料理，洗濯，買い物，外出，趣味，金銭管理，交通機関の利用など，個々のニーズに合わせて設定することを提唱している．

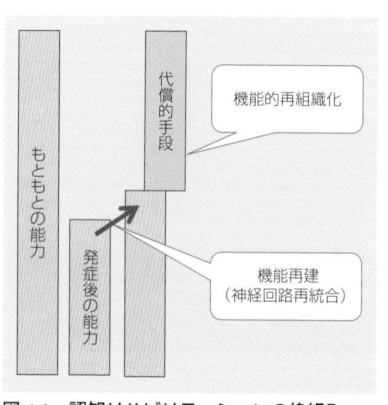

図 4-2　認知リハビリテーションの枠組み

表 4-1 高次脳機能障害に対するリハビリテーションにおけるエビデンスと推奨度

症状	エビデンスと推奨度
言語障害	・失語症者に対し，集中的な言語聴覚療法が勧められる（グレードB）. ・失語症者に対し，グループ訓練，地域リハプログラムは勧められる（グレードB）. ・脳外傷後のコミュニケーション障害に対し，実践的なコミュニケーション技術の習得訓練が勧められる（グレードB）.
記憶障害	・外的補助手段を使いこなす訓練は勧められる（グレードA）. ・誤りをさせない学習法（errorless learning）は勧められる（グレードB）.
注意障害	・注意機能を刺激する直接訓練は勧められる（グレードB）. ・作業や活動に対し，十分な時間をとることに配慮すること（タイムプレッシャーマネージメント）が勧められる（グレードA）.
遂行機能障害	・メタ認知（metacognition）は勧められる（グレードA）.
失行	・障害のある行為に対し，代償方法を習得する訓練（ストラテジー訓練）は勧められる（グレードB）.
社会的行動障害	・認知行動療法は勧められる（グレードB）. ・社会技能訓練は勧められる（グレードB）. ・良好な行動を引き出すための介入（Positive behaviorinterventions and supports：PBIS25））は勧められる（グレードB）.

Grade A：行うよう強く勧められる　　　　　　　　　　　　　（渡邉，2013）[2]
Grade B：行うよう勧められる

American Congress of Rehabilitation Medicine は Cicerone を中心として，高次脳機能障害に対するリハビリテーションに関するSystematic review を定期的に実施している[3]．直近の review における推奨度が最も上位の Practice Standards に該当する項目を**表 4-2** に示した．最新のレビューにおける動向として，Ciceroneらは4点をあげている．

1つめに「機能」という広義の領域内で，介入（訓練）の特異性が高まっており，これはリハビリテーションの有効成分を特定する取り組みと一致しているとしている．例えば，注意に対するリハビリテーションのなかで，ワーキングメモリや，その特定の側面に焦点をあてて治療を実施している研究が有効であったとしている[4-7]．通常では，多様な症状を呈する場合，すべての症状に対応する訓練を実施しようと考えるが，これとは反対にある特定の症状のみに焦点をあてる．実際，認知リハビリテーションにおいては，「転移」という現象を通して，ある特

表4-2　Cicerone らよる高次脳機能障害に対するリハビリテーションにおける推奨度レベルのエビデンス

症状	Practice Standard
注意障害	注意障害に対するリハビリテーションにおいては，課題のパフォーマンスの向上と日常生活機能の標準取得化を促進するために直接注意機能に働きかける訓練とメタ認知戦略を組み合わせるべきである．
記憶障害	内的ストラテジー（視覚的イメージ，連想技術）や外的記憶補助手段（ノート，電子機器）の使用を含む展望記憶の改善のための記憶戦略が推奨される．内的ストラテジー（視覚的イメージ，連想技術）や外的記憶補助手段（ノート）の使用を含む日々の課題の実行における想起の改善のための記憶戦略が推奨される．
視覚認知	半側空間無視患者に対しては，視覚探索訓練を含む視空間リハビリテーションを実施する．
コミュニケーションと社会的認知	左大脳半球脳卒中による言語障害に対して急性期，亜急性期に認知言語療法が推奨される．頭部外傷後の患者に対しては，社会的コミュニケーションスキルのために，実用的な会話スキルや表情からの感情認識を含んだ特殊な介入が推奨される．
遂行機能障害	メタ認知戦略トレーニング（自己監視および自己調節）は，頭部外傷後の急性期の期間，感情的自己調節の障害を含む遂行機能の軽度から中等度の障害の治療に推奨される．

（Cicerone KD et al, 2019)[3] を参考に作成

定のコンポーネントに対する訓練効果がポジティブに波及するといわれている[8]．

2つめに，患者へのフィードバックによるメタ認知戦略の促進がある．3つめは顔の感情認識を訓練に取り入れる[9]．4つめとして，認知リハビリテーションにおける感情の制御に関する介入である[10,11]．

記憶障害においては，内的ストラテジーと外的記憶補助手段を用いた手法が推奨されているが，内的ストラテジーを用いた手法としては，間隔伸張法（spaced retrieval method：SR法）も有効と考えられる．近年では，SR法は学習障害や認知症に対する有効性の報告が散見されるが，頭部外傷に対して有効であったとする報告もある[12]．一方で，外的補助具に関してSchererは，その習得のカギとして，①自己洞察，②やる気，③過去の使用経験，④現在の認知力，⑤感情，⑥家族や学校，仕事場などの正しいサポートが重要としている[13]．外的補助具について

表 4-3　認知補助テクノロジー（ATC）の効果

Alerting	内的環境・外的環境から表出した刺激への注意を引き出す.
Reminding	行動への弾みになる事柄について，1点の正確でかつ時間依存的な内容を思い出すように働く
Micro-prompting	即時的に表出した課題を通して，使用者を導く詳細で段階的な促進が図れる. そしてフィードバックに使用できる.
Storing and Displaying	エピソード記憶の貯蓄と表出に使用できる.
Distraction・Emotion regulation	不安などの感情的側面に対して，使用者の気をそらす.

（Gillespie et al, 2012）[14) より作成

表 4-4　コクランレビューによって抽出された論文において実施された訓練

注意障害	・Attention process training（APT）（Barker-Collo 2009） ・Computer-based training（Rohring 2004, Sturm 1991, Westerberg 2007） ・Computer-based training, Paper-and-pencil tasks, 視覚探索訓練, 認知行動訓練（Schottke 1997） ・代償手段獲得訓練（Winkens 2009）
記憶障害	・記憶術を用いた訓練（Doornhein 1998） ・イメージを使用した記憶術を用いた訓練（Kaschel 2002）
遂行機能障害	・機能回復的介入： 　自己の気付きを用いた訓練（Cheng 2006, Goverover 2007） 　認知機能訓練（Carter 1980, Cicerone 2008, Hu 2003, Salazar 2000） 　自伝的記憶 Cue を用いた訓練（Hewitt 2007） 　Computer-based training（Lundqvist 2010, Weaterberg 2007） 　問題解決型訓練（Fong 2009, Jorge 2010, Man 2006, Spikman 2010） 　ゴールマネージメント訓練（Levine 2000, O'Connor 2006） 　集団による問題解決型訓練（Rath 2003） ・代償的介入： 　ニューロリハビリテーション（Cicerone 2008, Hu 2003） 　ビデオフィードバック（Chung 2007） 　代償的手段獲得訓練（言語化, チャンク化, ペーシング）（Dirette 1999） 　直接的フィードバック（Goverover 2007） 　エラーレスを促す訓練（Amos 2002）

は，カレンダー，日記，アラーム，ボイスレコーダーなどの使用が有用であるとされているが, 最近ではこれらの機能はスマートフォンなどに集約されており, これらの認知補助テクノロジー（assistive technology for cognition：ATC）を積極的に活用することが重要と考えられる（**表 4-3, 4-4**）[14). de Joode らの ATC を

使用した高次脳機能障害に対するリハビリテーションのレビューによると，25件の研究において，記憶障害では有意なサポートデバイスであったとし，後向き・前向きどちらの記憶のサポートにも有用であるとしている[15]．

4. コクランレビューによる認知リハビリテーションのエビデンス

コクランレビューでは，注意障害，記憶障害，遂行機能障害に対するリハビリテーション効果に関して，それぞれ報告がなされている[16-18]．注意障害においては6本，記憶障害においては2本，遂行機能障害においては19本の論文が抽出され，抽出された論文において実施された訓練については，表4-4に示した．注意障害に関してリハビリテーションはコントロール群と比較してDivided Attentionに対し，有意な即時効果があったとしている．一方で覚醒，選択的注意，および持続的注意には有意な改善効果はなかったとしている．そのため，効果の持続と日常生活の注意力に一般化するためのさらなる検証が必要であるとしている[16]．記憶障害においては，2本の論文のみしか抽出されず，かつメタ解析が実行できなかったため，リハビリテーションの有効性について客観的にも主観的にも評価できないと結論づけられている[17]．遂行機能障害においては，13本の論文によるメタ解析を行い，全体的な遂行機能のみならず，ADL，QOL，職業能力などサブ解析まで実施したが，リハビリテーションによる有意な効果はなかったとしている[18]．また認知リハビリテーション全般として，頭部外傷を対象とした認知リハビリテーションとその他の一般的な作業療法を比較したレビューでも，有意差がなかったとしている[19]．

5. 高次脳機能障害に対する認知リハビリテーションの困難さと戦略

前述のように，認知リハビリテーションに特化したレビュー論文においては，個々の症状に応じた戦略が推奨されているが，高いレベルでのシステマティックレビューになると十分な結果は得られていない．これはおそらく，高次脳機能障害が多様な病態・症状を呈すること，損傷領域が個々で異なること，患者

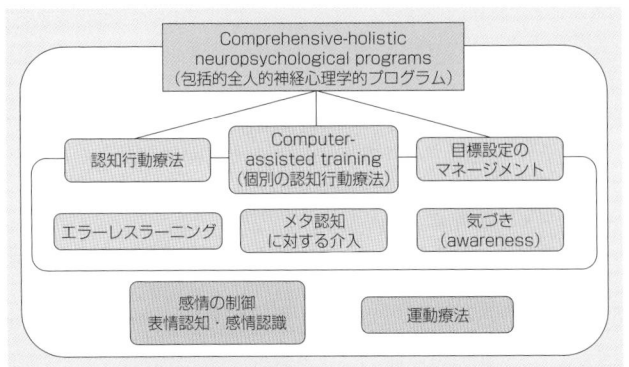

図4-3 高次脳機能障害に対する認知リハビリテーション戦略

背景，家族背景，社会歴など環境要因が異なることが考えられる．実際に，高次脳機能障害の重症度は必ずしも社会的予後とは関係せず，心理学的問題，社会的問題，情緒障害などの原因が関与すると言及されている[20]．

図4-3に，考えられる治療戦略を体系化した．渡邉と Cicerone はともに，Comprehensive-holistic neuropsychological programs，つまり**包括的全人的神経心理学的プログラム**を推奨している[2, 3]．また Cicerone らは Computer-assisted training，個別の認知行動療法，目標設定のマネジメントの重要性を強調している[2]．これにエビデンスの高い戦略であるメタ認知に対する介入[2]，誤りをさせない学習法（errorless learning），気づき（awareness），運動療法に，新たに注目されている戦略である感情の制御，表情認知・感情認識を加えることが重要と考えられる．

（原　貴敏）

2—記憶障害のリハビリテーション

1. 記憶障害のリハビリテーションの考え方

　記憶障害のリハビリテーションを適切に行うには，まず患者の記憶障害の様態（重症度・障害されている記憶領域と保たれている記憶領域・他の高次脳機能障害の有無）を評価により正しく把握したうえで，患者のニーズや背景情報に即した実現可

能なゴールを設定することが必要である[18, 19]．ゴールの達成の
ために，記憶のリハビリテーションの手法をダイナミックかつ
柔軟に組み合わせ，患者に最も適したアプローチを指導してい
く[18]．訓練を通じて，患者自身が自己の記憶の能力に対する認
識と，それを克服する代償方法に気づく方向に向かうことが望
ましい[20]．この認知機能を**メタ記憶**と呼び，記憶障害のリハビ
リテーションを円滑に進めるうえで重要である．

多くの場合，損なわれている記銘力自体を再建することは制
約があるため，記憶のリハビリテーションは代償や再組織化か
ら開始される[18]．また，記憶障害を呈する患者には，健忘症状
だけでなく，知的機能低下や注意障害，言語障害が認められる
ことが多いため，記憶のリハビリテーション以外に，注意障害
の訓練や言語訓練を同時に行うことが望ましい[21]．

2. 記憶のリハビリテーションの手法

記憶のリハビリテーションの手法には，**内的ストラテジー，
外的補助具を用いた代償，環境調整，領域特異的な知識の学習，
見当識訓練（Reality Orientation：RO）**などがある．

（1）内的ストラテジー

内的ストラテジーとは記憶術のことであり，**表4-5**にあげた
手法があるが，ここでは間隔伸張法（SR法）とPQRST法につ
いて取り上げる．

①間隔伸張法（SR法）

間隔伸張法（SR法）は，記憶障害などの認知機能障害者に
対するリハビリテーション場面において，その有用性が古くか
ら支持されている方法である[22]．新しく学習すべき情報や行動
パターンを，再生時間をしだいに延長していくことにより，効
果的に長期記憶へと転送することを目的としている．再生や再
認の時間をまず30秒から開始し，その後1分へ，成功したら2
分，その後4分，8分へとしだいに延長していく．失敗した場
合には直ちに正答を示して，その後成功する再生時間へ戻して
想起を繰り返す．60分後に正答できれば長期記憶に転送された
とみなされる．誤りを防いで，能動的想起（active retrieval）を
促す手法である．

記憶障害における学習効率を高めるSR法の理論的な枠組み

表 4-5　内的ストラテジー

内的ストラテジー	具体的手法
視覚的 ストラテジー	視覚イメージ法（Visual imagery） ペグ法（Peg-type mnemonics）
言語的 ストラテジー	PRQST 法 脚韻法（Rhymes） 手がかり消去法（Vanishing cues method）
間隔伸張法 （Spaced retrieval；SR 法）	30 秒の再生により開始し，徐々に再生の時間間隔を 延長する．

(原，2016)[19]

表 4-6　SR 法の理論的根拠[2]

理論的な構成要素	
古典的条件づけ （classical conditioning）	正答時には賞賛することで古典的条件づけとなる．正の強化（positive reinforcement）がされ新しい行動形成（shaping）につながる
プライミング （priming）	記憶の自動的活性化，記憶の下塗り効果，検査の反復施行によるスコアの上昇
間隔伸張効果 （spacing effect）	短い間隔で繰り返して想起（retrieval）するより，しだいに延ばされた間隔で想起するほうが，情報の学習・想起には効果がある．Systematic な間隔伸張時に正しい想起が増加する
誤りをさせない学習 （errorless learning）	誤った反応を可能なかぎり防いでいく手法 記憶障害者はエラーを生じない状況下でより効果的な学習をする．エラーを最小限にできれば，情報を正確に学習する機会が増加する．

について**表 4-6** に示した．3 章（50 頁）に示した長期記憶モデルが理論的背景の一つである．頭部外傷などではその多くはエピソード記憶が障害される．しかし非宣言的記憶は保持されている．非宣言的記憶には手続き記憶，習慣と連合学習，非連合学習などが含まれ，プライミング効果（記憶の下塗り効果）や古典的条件づけなどにより新しい情報が学習される．この残存している非宣言的記憶に依拠して学習を促進する方法が SR 法である．また背景に spacing effect があり，短い間隔で繰り返し連続して想起するよりも，計画的に時間間隔を延長して想起するほうが，学習・想起の効率は高くなる知見に依拠する．計画的な想起時間の設定による間隔伸張時に，正しく想起できる反応が増加する．もう一つの背景に誤りをさせない学習法の原則

2-記憶障害のリハビリテーション

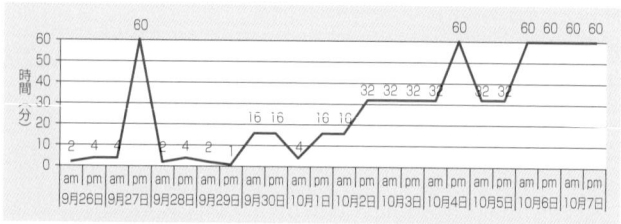

図4-4　重度記憶障害例の SR 法によるトイレへの道順学習，正答した再生時間のダイヤグラム

を取り入れている．誤った反応が出た場合には，直ちに正答を与えて，再度最後に正答した想起間隔に戻って反応を引き出す手法により，学習効果を高めることができる．

　重度な記憶障害であっても，急性期や回復期リハビリテーションにおいて SR 法を的確に導入することにより，領域特異的知識や技術を確実に学習できる．「ナースコールを押す」，「トイレへの道順を覚える」，「メモリーノートを書く・見る」などの獲得目標を症例ごとに設定する．**図4-4** は重度記憶障害例（日本版 RBMT リバーミード行動記憶検査標準プロフィール点3点，離棟・離院リスクあり）の，回復期病棟入院当初の「トイレへの道順学習」のダイヤグラムである．数字は正答した再生時間（分）を示す．1日2回施行している．徐々に正答できる時間間隔は伸び，2週経過時には再生時間60分での正答が可能となり，道順を学習できて離棟のリスクはなくなった．

② PQRST 法

　ある文章や事柄を記憶する際に，**表4-7** の段階をふみ，効果的に記憶に残す手段であり，各々の頭文字をとって名づけられている．

（2）外的補助具を用いた代償

　手帳やメモ帳，カレンダー，タイマー，アラーム，スマートフォンといった外的補助具は，記憶の代償手段として健常者でも使用しているが，記憶障害を呈する患者は自己の病態に対する認識が低く，その他の認知機能や自発性が低下している場合がある．そのため外的補助具の使用には段階的な訓練が必要であり，家族や病院・施設の多職種が協力し，関わっていくこと

表 4-7 PQRST 法

P：Preview （概観）	学習する文章にざっと目を通し，幾つかの 重要なキーワードを抽出する．
Q：Question （質問作成）	キーワードが答えになる質問を自分でつくる．
R：Read （熟読）	質問の答えを見つけるように，文章を注意深く読み直し， 答えを記述する．
S：State （要約）	質問とその答えを中心に文章を要約し，元の文章と照合する．
T：Test （テスト）	文章が記憶されているか確認する．

（原．2015）[20] を参考に作成

が必要である．外的補助具の習得のカギとして，①自己洞察，②やる気，③過去の使用経験，④現在の認知力，⑤感情，⑥家族や学校，仕事場などの正しいサポートがあげられている[24]．

　外的補助具として代表的なものは**メモリーノート**であるが，近年では Internet of things（IoT）の技術発展と普及に伴い，スマートフォンやスマートスピーカー，スマートウォッチなどのアプリケーションを使用した報告がある．これらの電子機器の使用に慣れている患者には，カメラ機能，スケジュール管理アプリ，タイマー・アラーム機能を活用し，記憶の代償手段として使用することができる（**認知補助テクノロジー**，表 4-3）．中島ら[25] の報告によれば，スマートフォンとスマートスピーカーの活用が忘れ物の減少と予定管理に有効であった．

【メモリーノートの訓練法】

①メモリーノートの準備

　患者のニーズや重症度に合わせて，スケジュールや献立，リハビリテーションなどの記録だけでなく，カレンダー，現病歴や生活歴（年表），To-do リスト，リハビリテーションの目標や入院生活の約束事，病院内の地図や主治医・リハスタッフ・MSW の氏名など，必要な情報を選択してメモリーノート（またはファイル）に取り入れていく．メモリーノートの形式は，市販されているものや，個々の患者に合わせて支援者が作成したもの（**図 4-5**）があるが，退院後も継続して使用できるものが望ましい．

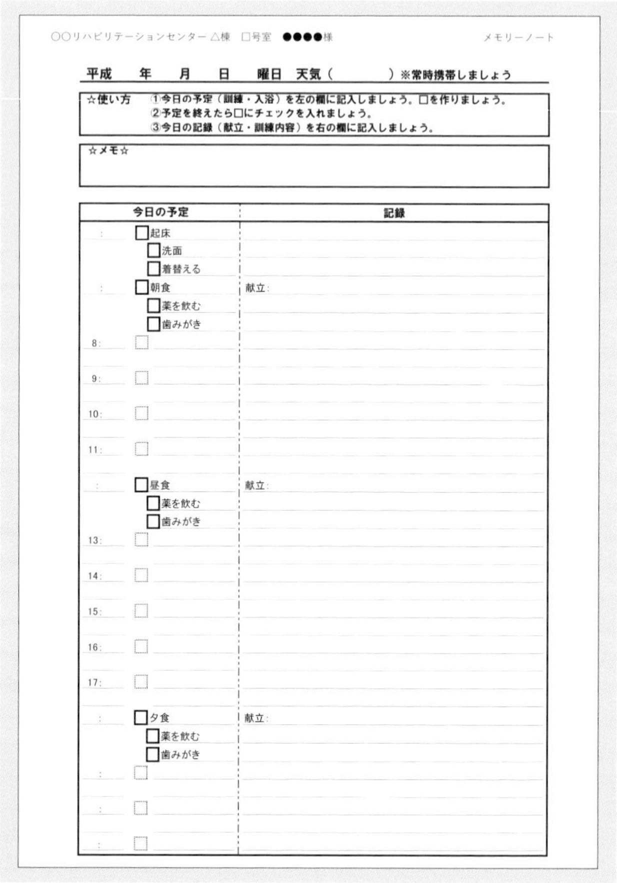

○○リハビリテーションセンター △棟 □号室 ●●●●様　　メモリーノート

平成　年　月　日　曜日　天気（　　　）※常時携帯しましょう

☆使い方　①今日の予定（訓練・入浴）を左の欄に記入しましょう。□を作りましょう。
②予定を終えたら□にチェックを入れましょう。
③今日の記録（献立・訓練内容）を右の欄に記入しましょう。

☆メモ☆

今日の予定		記録
:	□起床	
	□洗面	
	□着替える	
:	□朝食	献立:
	□薬を飲む	
	□歯みがき	
8:	□	
9:	□	
10:	□	
11:	□	
:	□昼食	献立:
	□薬を飲む	
	□歯みがき	
13:	□	
14:	□	
15:	□	
16:	□	
17:	□	
:	□夕食	献立:
	□薬を飲む	
	□歯みがき	
:	□	
:	□	
:	□	

図 4-5　メモリーノートの一例

②メモリーノートの導入

記憶障害の病識がある患者が自発的に，または家族や医療スタッフに勧められてメモをとっている場合は，メモリーノートを導入しやすい．また発症前に手帳や日記に記録する習慣がある患者にも導入しやすい．病識欠如や低下，病前の記録習慣がない場合は，患者本人がメモリーノートに対して強制や義務といったマイナスの感情を抱かないように，まずはスケジュール

や現病歴を参照するなど，負担が少ない使用から開始すること
が望ましい.

③メモリーノートの定着

　メモリーノートを使い始めたが定着しない，というケースが
ある．理由として，記憶障害が重度であるためにメモリーノー
トの存在を忘れてしまう（携帯できない），使い方がわからない
（参照箇所や記入箇所がわからない），病識低下に伴い使用の必
要性を感じていない，といった要因が考えられる．そのため，
段階的な訓練が必要である.

　図 4-6 にメモリーノートの使用自立のための段階的な促しの
具体例を示す[26)]．メモリーノートの携帯・参照・記入の自立を
目標とし，患者の自立度（Step）に合わせて支援を減らしてい
く，**手がかり消去法**（vanishing cue method）を用いた方法であ
る．手がかり消去法は，標準的な反復訓練法より学習速度が速
く，ほかの様々な技能の獲得に応用可能な方法である[20)].

　記憶障害者の**グループ訓練**も効果がある．個別訓練とは別に
メモリーノートの使用場面を増やし，定着を促進するだけでな
く，同じ記憶障害患者と交流することで，自己の障害認識の改
善や，不安や抑うつの軽減と自信の回復が期待できる．また，
注意障害などの他の認知障害に対する訓練，社会的スキルのた
めの訓練，患者間の情報交換の場としても有効である[27)].

(3) 環境調整

　重度記憶障害や他の認知障害を合併する場合には，患者の環

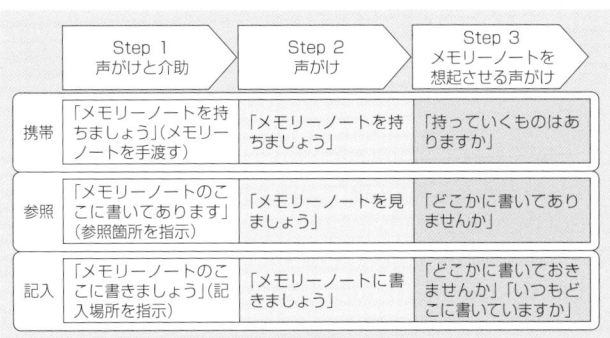

	Step 1 声がけと介助	Step 2 声がけ	Step 3 メモリーノートを 想起させる声がけ
携帯	「メモリーノートを持ちましょう」（メモリーノートを手渡す）	「メモリーノートを持ちましょう」	「持っていくものはありますか」
参照	「メモリーノートのここに書いてあります」（参照箇所を指示）	「メモリーノートを見ましょう」	「どこかに書いてありませんか」
記入	「メモリーノートのここに書きましょう」（記入場所を指示）	「メモリーノートに書きましょう」	「どこかに書いておきませんか」「いつもどこに書いていますか」

図 4-6　段階的な促しの具体例　　　　　　（山本・他, 2016）[26)] を改変

2-記憶障害のリハビリテーション

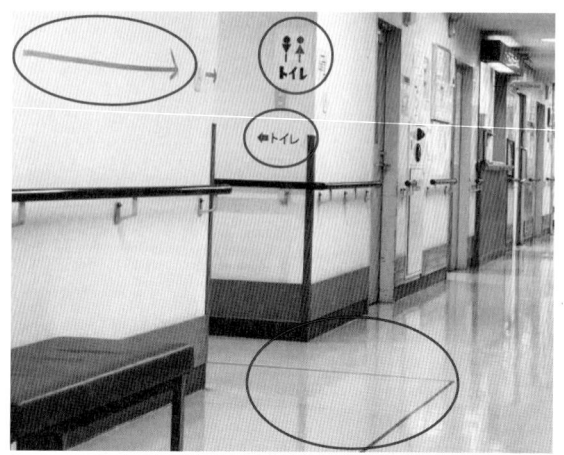

図 4-7　環境調整，SR 法での「道順学習」，Visual aid としての視
覚情報の掲示

境（病室，病棟，居室，自宅など）に手を加えて，学習すべき
情報をより認識しやすい援助を行う．**環境調整**（environmental
adaptations）は SR 法とともに最初に導入できる方法である．

図 4-7 は SR 法の「トイレへの道順学習」課題に Visual aid と
しての視覚情報掲示の工夫をしている．目線の高さを複数想定
して視覚情報の掲示を行っている．見当識，スケジュールに関
する情報，今日は何を行うべきかに関する情報など，日々工夫
して情報が容易に視認（学習）できるようにする．認知機能に
過度な負荷がかからないように，少量頻回の提示を行う．この
手法は記憶の残存機能を効果的に刺激し，学習を促進すること
になる．Wilson は環境調整を「disable the disabling environment」
として説明している[28]．

(4) 領域特異的な知識の学習

領域特異的な知識の学習（teaching and acquisition of domain-
specific knowledge）は，患者が日常生活において実用的な特定
領域の知識の獲得と維持を促進することを目的としている[19]．
たとえば人の顔や名前，道順，日時，約束，日課などが領域特
異的知識としてあげられる[18]．

具体例として，重度の前向性健忘と見当識障害を呈した前脳

4：高次脳機能障害のリハビリテーション

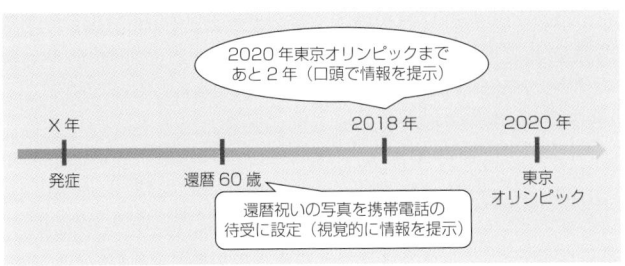

図 4-8　時間軸上の自己定位　　　　　　　　　　（山本・他，2019)[9)]を改変

基底部健忘症例に実施した時間的見当識訓練を紹介する[29)]．発症から 5 年近く経過しても，今日の年月日や自身の年齢が答えられない患者に対し，自身が還暦を迎えたこと，「2020 年東京オリンピックまであと 2 年」という情報を，時間軸上の定位点として口頭または視覚的に提示し，自身が現在時間軸上のどこにいるのかを意識づけた（**図 4-8**）．さらに定位点の情報を手がかりとして提示し，今年は何年で何歳かを患者自ら導き出す訓練を月 1 回継続して実施したところ，訓練 10 カ月後の日本版 RBMT で「年」「年齢」を正答し，訓練 16 カ月後の MMSE で「年」を正答した．何年・何歳を尋ねられた際に，メモリーノートなどを参照しなくても，患者自らが定位点の情報を手がかりとして利用し，回答できるようになったためである．

　この訓練で重要なのは，何年・何歳を尋ねる際に，患者が誤った回答をしないよう，事前に正しい情報や手がかりを与えることである．記憶障害患者のリハビリテーションには，**誤りをさせない学習**のほうが，失敗経験や試行錯誤を通して学習するよりも，学習効果が高いといわれている[30)]．これは，記憶障害患者にも「潜在学習（Implicit learning）」の能力が残存しているからであり，試行錯誤をして学習すると，誤りを排除できずに逆に強化されてしまうためと説明されている[20)]．領域特異的知識の習得だけでなく，外的補助具の使用を取得する場面においても，意識的に用いていくことが求められる．

(5) 見当識訓練（RO）

　重度の健忘症状と病識低下を認める患者は，自分がなぜ見知らぬ場所（病院）にいるのかわからず，混乱することがある．

その場合，現在の日時や場所，現病歴などの情報を提示する**見当識訓練**（Reality Orientation：RO）を行うことがある．大森ら[31]は，発病に関する知識的情報やその時期の季節に関するイベントを画像や音楽で提示する前半部と，患者本人のリハビリテーション場面の動画後半部からなる「Reality Orientation & self-awareness video」を作成し，2症例に対し訓練での視聴を実施したところ，健忘に対する「気づき（awareness）」を促進し，前向性健忘の改善が得られたと報告している．

3. 展望記憶のリハビリテーション

展望記憶がリハビリテーションによって回復するという報告がある．展望記憶は，「意図した行為をタイミングよく自発的に想起する」ことであり，「何か行うべきことがある」という意図の「存在想起」と，「その内容が何であったか」という意図の「内容想起」の二つが含まれている[32]．南雲ら[33]は，ヘルペス脳炎患者1例に対し，1日のスケジュールを想定した展望記憶課題（ミニデー課題）を週1回，3カ月間施行した．患者はカードに書かれた日常的行為の時刻と内容を記銘し，約5分間の干渉時間の後に，提示されたアナログ時計の絵を見て，その時間にすべき行為があるか（存在想起），その行為の内容は何か（内容想起）を答えた．訓練前後で存在想起の成績が改善し，展望記憶課題の学習が可能であること，また日常生活への訓練効果があったことも同時に示された．

4. 逆向性健忘のリハビリテーション

記憶障害のリハビリテーションの対象は，主に前向性健忘と見当識障害であるが[34]，逆向性健忘に対するリハビリテーションの報告も散見される（**表4-8**）．逆向性健忘に対するリハビリテーションの目的は，自伝的出来事や社会的出来事に関する記憶の再学習・再組織化であるが，訓練の結果，自己の不確実感や家族の失望と拒絶感が緩和されたり[34]，会話が活発になるなどの日常生活行動能力の回復を促すことが示唆されている[35]．

（山本小緒里，原　寛美）

表 4-8 逆向性健忘のリハビリテーション報告例

先崎ら (1997)[34]	①過去8年間に起こった自伝的出来事と日本の社会的出来事の2分野からそれぞれ5つ選んで文章をつくり，重要な単語を空欄にして提示し，自伝的出来事については再生，日本の社会的出来事については選択肢を提示し再認を行った． 例）「息子の結納のため（　　）市に出向いた」 ②各分野内の任意の2項目の時間的順序を尋ね，正解をフィードバックした． ※上記訓練を1回1時間，週2回の頻度で3カ月間行った．
穴水ら (2006)[35]	①本人の自伝史（幼少期〜現在）に関わる写真を用いて，ナレーションや音楽，テロップをつけた「自伝的記憶ビデオ」(24分)を作成し，3カ月間，妻または担当医と視聴した． ②妻との訓練前後に，チェックリスト（見当識・エピソード記憶・個人的意味記憶に関する質問と，自伝的記憶流暢性検査）を実施した（自宅で週3回）．
山本ら (2016)[29]	本人の自伝的出来事（幼少期〜現在）に，一般的によく知られている社会的出来事を併記した年表を作成し，3カ月の入院期間中に振り返りをした．

3―遂行機能障害のリハビリテーション

　遂行機能障害に対する認知リハビリテーションは，**表4-9**に示す遂行機能の複数の側面に対して，残存している後部脳の認知機能をいかして，新しい環境や状況に対処できるゴール指向的行動を可能にしていく訓練プロセスである．

1. 遂行機能障害認知リハビリテーションの systematic review

　遂行機能障害に対する認知リハビリテーションの systematic review が，Cochrane Database of Systematic Reviews[36]，渡邉[2]，Cicerone ら（**表4-10**）[3] から明らかにされている．共通して支持されているのは，メタ認知（自己洞察）と自己調整（self-regulation）の管理能力を向上させる介入方法である．そのための定型化されたリハビリテーション訓練の方法論として，**問題解決訓練**（problem solving training）と**ゴールマネジメント訓練**（goal management training）があげられる．これらの方法を日常生活のなかへ，あるいはリハビリテーション訓練のなかに取り入れていくことが遂行機能障害の認知リハビリテーションとなる．

表 4-9　遂行機能の構成要素

planning	計画の立案
initiation	行動の開始
organization	組織化，階層化
inhibition	抑制，立ち止まって考える
problem solving	問題を解決する
self monitoring	自己制御
error correction	誤りを修正する

（Chang CSY, et al. 2013）[36]

表 4-10　Cicerone らによる Systematic review による遂行機能障害治療の推奨レベル

Interventions	推奨レベル
メタ認知（自己モニターと自己調整，感情のコントロール）の戦略トレーニングが勧められる 定型化された訓練法としては問題解決訓練とゴールマネジメント訓練があり，TBI 患者の急性期以後の日常生活と機能訓練のなかに適用できる	A
ビデオを用いたフィードバック訓練はメタ認知の改善につながる	B
グループ訓練として，メタ認知訓練や問題解決訓練，ゴールマネジメント訓練は取り入れてもよい	C

（Cicerone KD, et al. 2019）[3]

2. 具体的な介入方法

　遂行機能が正常に作動するためには，持続性注意システムが機能することが重要であるとされる．また前頭前野が担うワーキングメモリー[37]，展望記憶（何をするべきかに関する記憶）も関与している．**表 4-11** にはそれらに対するリハビリテーションプログラム例を示した．

　表 4-12 には，遂行機能を構成する個々の側面を改善させる具体的な訓練プログラムを示した[36]．**表 4-13，4-14** には，内的・外的な認知デバイスとしての補助手段（assistive device）の導入例を示した，机上訓練のみではなく，日常生活に即した具体的な援助法と訓練方法を導入していくことが求められる．

3. 問題解決訓練，ゴールマネジメント訓練[39, 40]

　前頭葉障害患者は性急で非体系的アプローチを無意識に選択

表 4-11　前頭前野へのハビリテーションプログラム例

持続性注意（sustained attention）のリハビリテーション	一つの課題に集中させる
発散性思考のリハビリテーション	アイデアの流暢性を賦活・刺激する idea fluency task（例：食事のメニューをあげる，Tinkertoy などを用いた自由構成課題など）
展望記憶（prospective memory）のリハビリテーション	ミニデイ課題（何時にどこで何をするのか記憶し，想起する課題）
ワーキングメモリーのリハビリテーション	PC ソフト（例：Cogmed QM など）[3]）を用いた訓練 Computer-based working memory training[4]

（加藤，2010）[38]

表 4-12　遂行機能の構成側面を改善させる認知リハビリテーションの具体的な介入方法

課題	具体的な介入法
計画性と階層化するスキル	平易な課題からより複雑な課題へと進めていく
問題解決と戦略を組み立てる技術	ゴールマネジメント訓練などで用いた意識的なスキルを，異なる場面でより自動的（無意識的）に適用できるようにしていく
気づきと行動調整	気づきの課題の実施前後にスコア化する
行動の開始	ゴールに結びつくスケジュール化された課題に取り組む
習慣的な反応を抑制・中止する	文章完成問題において意味をなさない単語を不用意に入れないように，意識的な反応を引き出す訓練課題

（Chang CSY, et al, 2013）[36]

表 4-13　遂行機能障害を代償する内的・外的な認知デバイス（補助具・手法）の導入訓練例

手法	例
計画を言語化し文字で提示，電子機器の利用	一つの行動を中止して他の行動へとシフトしていくために，モバイルフォンのタイマーを用いる
自己教示法	3 のステップで進める：①課題の実施時に大きな声を出して手順を述べる（外言語化），②ささやくように陳述する，③自分自身に話しかける
ミラーやビデオを用いたフィードバック訓練	課題実施場面をビデオで収録して，自己反省に用いる
システマティックな問題解決訓練	以下のステージで自らにキュー（cue）（合図）を出す行動の中止，取り組むすべてのステージで考え抜く，一度に一つの課題に取り組む，達成度合いを振り返る

（Chang CSY, et al, 2013）[36]

表 4-14　代償方法を用いていく訓練例 [1]

手順の簡略化を行う
自宅内で言語表示（メッセージ）を増やす環境調整（environmental adaptation）を行う
リスト（to do）の掲示と日記を用いる．例：ショッピングリストを少しずつ段階的（step by step）に記載する，食事の準備にあたり処理手順を掲示する

（Chang CSY, et al, 2013）[36]

表 4-15　問題解決訓練（Problem Solving Training）

問題解決のプロセス	
1st stage；問題の分析（Problem analysis）	与えられた情報の読解，再読・概観把握，課題の理解のために質問をつくる
2nd stage；問題解決指向的活動（Solution-directed activity）―発見的手法と推論（heuristics and reasoning）	複雑な課題の細分化，解決に向けた仮説形成
3rd stage；評価と判定（Critical evaluation/judgment）	結果の確認を指示し，誤りの指摘をする，誤りの修正を指示する

（von Cramon DY, et al, 1990）[40]

してしまう．このため，**問題解決訓練**では課題に対して緩徐な分析を行い，段階的に解決する手法を学習していく認知訓練である（**表 4-15，4-16**）[40, 41]．

ゴールマネジメント訓練は，ゴールに向けた行動の過程で，ワーキングメモリーと持続性注意を活性化させて，ゴールから逸脱することのないように行動調整を進める手法である[40]．この背景には，遂行機能障害患者では高次に序列化されたゴールに対して，無意識的習慣（自動的行動）と環境刺激に妨害されて，結果として刺激依存性のゴールから逸脱した行動に陥り，注意あるいは遂行機能障害として顕在化する．それに対して，**表 4-17**のようなセッションを設定し，ワーキングメモリーの感度を上げるために行動をいったんストップさせてゴールを明確化させる，手抜きや注意障害のもたらす結果を意識させる，To-Do リストの利用，ゴールの細分化などの指示をする手法である．作業遂行時には，Stop-State-Split のサイクルを修得させて，このサイクルを自己教示できるようにする訓練法である（表4-17）．

こうした体系化された訓練の導入により，非体系化訓練群に

表 4-16 問題解決訓練の基本単位

4 つの基本単位	例
1. 目標志向的思考（generating goal-directed ideas）；代案を考える，代案の正と負の結果を予測して，代案に重みづけする	例；イタリアの鉄道労働者がストライキをしているとき，直ちにドイツに帰らなければならない，どうすればよいか？
2. 情報の系統的かつ注意深い比較を行う課題（systematic and careful comparison of information）	例；短文を提示，そこから新聞の3行広告の形で適切な情報を書き出す
3. 複数の情報を同時に処理する課題（tasks where multiple information needed to be processed simultaneously）	例；4人家族が2週間の快適な旅行ツアーを見つける，複数の旅行会社のカタログを比較検討する
4. 推論（論理的に結論を導き出す）を援助する課題（drawing inferences）	例；短い推理小説，原告陳述と容疑者の申し立てとの不一致を見出し，犯罪がどのように実行されたのかヒントを発見し事件解決の糸口に結びつける，問題のシーンをイラストとして描く

(von Cramon DY, et al, 1990)[43]

表 4-17 ゴールマネジメント（GMT）訓練

GMT session	Objectives
ゴールの定義	ゴールを明確にする "注意障害"と"手抜き"とは何か明確にする 手抜きの結果が何をもたらすかを認識させる
習慣的行動の中止"stop"	習慣的行動とは何か明確にする 習慣的行動がいかに誤りにつながるか，習慣的行動を中止する
ワーキングメモリーの感度を上げる	注意深い調整が現在の行動とゴールに向けた集中力を上げる ワーキングメモリーの感度を上げるために再度ゴールを述べる"state"
意志決定	To-Do リストを利用して決断力を扱う
課題の細分化"split"	課題を細分化してゴールの階層化を再構築させる sub goals の設定
照合する"checking"	誤りの認識 再検証する
	"stop" – "state" – "split" cycle

(Levine B, et al, 2011)[40]

比べて，持続性注意の改善と問題解決などの課題遂行を有意に改善することが報告されている.

(原　寛美)

3-遂行機能障害のリハビリテーション

4—注意障害・ワーキングメモリー障害のリハビリテーション

1. 注意障害に対する認知リハビリテーションのエビデンス

注意を刺激する直接的注意訓練は，Cicerone らの systematic review（2019）では**表 4-18** に示す介入が推奨されている[3]．また従来の注意への取り組みは注意のある側面を回復させようとするものであったが，最近の研究報告では，訓練を通して注意障害を補う方法を身につけることが効果的であり，その補償方法の習得が日常生活の改善にも影響を与えるとする方向性も示されている（メタ認知訓練）．

【タイムプレッシャーマネジメント】

作業や活動に対し十分な時間をとることに配慮すること（タイムプレッシャーマネジメント）が渡邉の review[2] ではグレードAと勧められている．

注意障害に対する**タイムプレッシャーマネジメント**（Time pressure management：TPM）とは，**自己教示法**（self-instruction）の一つであり，処理速度の低下が生じることにより作業時間が長くかかることに対する対処方法である[42]．課題遂行時には十分に時間を確保しておく工夫が必要になる手順を学んでいく，以下の 3 ステップからなっている．

①作業時間が遅いことへの自覚をもたせる．

②作業を完了するには時間を要することを他者に告げられるようにする．

③これらのステップを他の日常課題においても適用できるように訓練する．

脳損傷により情報処理速度が低下している場合には，こなすべき作業を前にして，時間を十分に確保する工夫が重要となる．そのためには，「自分はうまく事を処理することに時間がかかる」

表 4-18 注意障害に対する治療推奨レベル

介入方法	推奨レベル
直接的な注意訓練とメタ認知訓練を組み入れた注意障害の治療	A
PC を用いたワーキングメモリーへの直接的な注意訓練	B

ことを自覚し,「作業をするときには時間が必要である」ことを第三者に告げられるようにし,これらの方法を他のすべての日常動作に適応できるように練習する.このようなタイムプレッシャーマネジメントが身につくと,注意障害があっても日常動作にミスが少なくなり,メタ認知の改善につながる.

2. 注意へのアプローチ

(1) 直接的注意訓練

通常,背景にある神経認知システムや注意障害を改善させるために難易度と階層性のある課題を繰り返し行う訓練を指す.これは,根本にある認知機能障害に対して,特異的な改善を図るアプローチ(process specific approach)として位置づけられる.具体的な訓練としては,Sohlbergら[43]によって開発された **Attention Process Training(APT)** が,豊倉らにより日本語訳されて紹介されている[44,45].これは注意のコンポーネントを,持続性注意,選択性注意,転換性注意,分配性注意の4つに分類し(**表4-19**),それぞれに焦点をあてた課題を設定して機能改善を図る訓練法である(**表4-20**).難易度の異なるいくつかの課題(数字や図形の抹消課題やマッチング課題など)を提示し,注意力自体を強化する机上訓練課題である.

APTのような定式化された課題でなくとも,「抹消課題」や「クロスワードパズル」,「数字パズル」,「妨害刺激を入れた記号抹消課題」(**図4-9**),「迷路課題」などを取り入れていくことが直接的注意訓練として位置づけられる.

(2) 非特異的訓練

全般的な注意の改善に,非特異的な**認知機能の賦活課題**を用

表4-19 全般性注意の4つのコンポーネント

注意は明確な分類は困難とされるが,以下の分類がある
・Sustained attention:持続性注意,活動の間,反応行動を持続させる能力
・Selective attention:選択性注意,複数の刺激に対して,反応の促進や抑制を要求される能力
・Alternating attention:異なる認知課題を交互に行う柔軟性を維持する能力
・Divided attention:複数の課題を同時に処理する能力,注意の配分

(alternating attention と divided attention は分配性注意として「注意による行動の制御機能」として一括する分類もされている)

(Sohlberg, 1987)[43]

表 4-20　Attention Process Training（APT）の訓練課題

＜持続性注意＞

a. Number cancellation：乱数表から標的数字を線で消す．
b. Attention tapes：条件に合った標的単語（テープを再生して呈示）に反応する
c. Serial number：100 から順に 1 桁の数字を足し算あるいは引き算する

＜選択性注意＞

a. Shape cancellation with distractor overlay：標的図形を抹消する．
b. Number cancellation with distractor overlay：持続性注意 a と同じ課題．
上記 a．b．は視覚的ノイズが書き込まれたセルロイドシートを課題用紙に被せて標的を抹消する．
c. Attention tapes（with background noise），持続性注意 b と同一のテープ課題だが，背景ノイズがミキシング録音されている．

＜転換性注意＞

15 秒ごとに施行内容や標的が変化する．前に行っていた方法を抑制して，反応セットを転換する．

a. Flexible shape cancellation：選択性注意 a と同じ課題で 2 つの標的図形を交互に変更する
b. Flexible number cancellation：選択性注意 b と同じ課題で 2 つの標的数字を交互に変更する．
c. Odd and even number identification：偶数あるいは奇数を線で消す．
d. Addition subtraction flexibility：2 つの数字ペアの足し算あるいは引き算．
e. Set dependent activity Ⅰ：「high」「mid」「low」の 3 語が，位置的にも高い，中間，低い 3 つの異なる高さでランダムに配列されている課題用紙を用い，文字をそのまま音読するか，読みに関係なく文字が配置されている位置を「high（高い）」「mid（中間）」「low（低い）」で答える．
f. Set dependent activity Ⅱ：「BIG」「LITTLE」「big」「little」の 4 語がランダムに配列されているシートを見ながら，単純に文字を音読する作業と語の字体すなわち大文字（「big」）で書かれているか小文字（「little」）で書かれているかを答える作業を交互に行う．筆者はこの課題の日本語訳にあたって，「漢字」「かんじ」「平仮名」「ひらがな」の 4 文字を用いた課題を考案した．文字をそのまま音読するか，読みに関係なくその書体が漢字体か，平仮名体かを答える．

＜分配性注意＞

a. Dual tape and cancellation task：標的図形や数の視覚的抹消課題とテープ再生による抹消課題を同時に行う．
b. Card sort：トランプを用いた課題である．カードを 1 枚ずつスーツ別（ダイヤ，スペード等 4 列）に分類し，数字や絵カードの名称（キング，クイーン，ジャック）に特定の文字（たとえば「s」等）が含まれる場合のみ裏返して並べる．

（豊倉，2018）[45]

いた訓練が考えられる．標的に素早く反応する課題や市販のドリル，ゲーム，パズル，バーチャルリアリティなど，多くの手法・題材が利用可能である．特異的訓練との区別が必ずしも明確ではなく，効果も一様ではない．

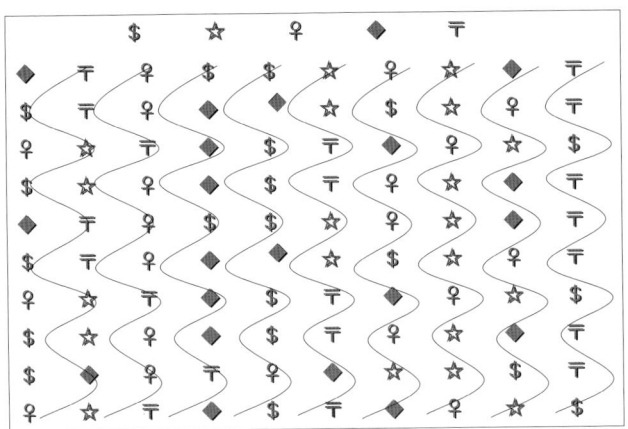

図 4-9　妨害刺激を入れた記号抹消課題

【認知機能全般を非特異的に刺激・賦活させるアプローチ】

　例として，誤りのない見当識を繰り返し入力すること，簡単
な計算問題をできるだけ短時間で解答させること，反復的に刺
激入力や練習・フィードバックを行うなどである．また 6 章で
述べられている有酸素運動やレジスタンス運動が認知機能の改
善に役立つエビデンスに基づき，グループでの全身のラジオ体
操などの運動療法の導入も有効と考えられる（**図 4-10**）．

3. 生活適応の拡大を図る代償的アプローチ[43)]

　不注意や持続性の欠如から起こる ADL 上の問題点は，「見落
とし」「やり忘れ」「危険認知の不十分さ」であることが多い．
これらの具体的な問題行為に対して，「○○したときは必ず▲▲
する」といった行動条件を反復的に入力していく訓練方法など
があげられる．

　注意が向きやすくなるように手がかり（Cue）を設置すること，
環境刺激を調整する，注意が亢進している方向の物品を撤去す
るなどの配慮をしながら行うと効果的である．また，患者本人
にも行動の成功パターンを理解させ，行動時には手順や注意事
項の言語化をするよう取り組む．たとえば，行動の成功パター
ンの手順を明確化したものを読みながら実行させたりする．

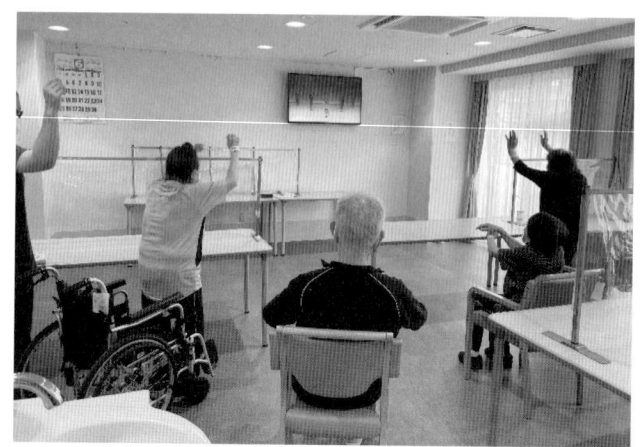

図 4-10　ラジオ体操を実施している様子

4. 注意障害例に対して取り組むこと [43)]

1. 障害程度に応じた難易度設定をした机上課題の実施（クロスワードパズルや新聞記事要約など）.

2. ADL上, よく見落とす部分, 注意が散漫になりがちな場面への工夫：目立たせる手がかりや逆に注意が向かないような刺激の撤去など.

3. 不注意による問題行動の修正：言語, 文章などを用いて正しい手順・行動を毎回同じように繰り返し入力する.

4. 全身有酸素運動・レジスタンス運動の導入にて, 全般的な注意覚醒レベルを賦活化させていく.

5. 課題遂行時には余裕のある時間を確保する環境の提供と援助をする.

5. ワーキングメモリーへのアプローチ

　ワーキングメモリーは「知的黒板」とも表現される. 関係する脳部位や神経機構の観点から, 前頭葉機能, 遂行機能, 展望記憶などとの関連が深い. 遂行機能障害のリハビリテーションプログラムの一部（表4-11）は, ワーキングメモリーのリハビリテーションともなる. また「ゴールマネジメント訓練」にお

いては，ワーキングメモリーの感度を上げるために，課題遂行時に習慣的な行動をいったん止め（Stop）させて，ゴールを述べさせる（State）プロセスを入れている．そしてゴールを細分化し調整をすることが，ワーキングメモリーの感度を上げることにつながる．

また表4-11に示した妨害刺激を排除して1つの課題に集中させる持続性注意の訓練も，前頭前野の刺激となり，ワーキングメモリーの感度を上げることつながる．Cicerone の systematic review のなかでは，PC ソフト（例：Cogmed QM など）を用いた訓練（Computer-based working memory training）が推奨レベルAとされている[3]．

（土井一馬，山田紗弓）

5—社会的行動障害への対応とリハビリテーション

1. 高次脳機能障害診療における社会的行動障害とは

社会的行動障害の定義として，「後天的脳損傷による認知障害の結果生じた，社会生活を送るうえで困難度の高い問題行動」とされている[46]．2001 年から開始された厚生労働省の「高次脳機能障害支援モデル事業」により，記憶障害，注意障害，遂行機能障害，社会的行動障害の4つの認知機能障害が抽出された．しかし，社会的行動障害は前の3つの症状とは異なり，行政用語としての症候名であった．

社会的行動障害の特性として，病巣との1対1で説明できる症状ではなく，受傷からのプロセスや，リハビリテーションなどの介入の有無と心理的・社会的・経済社会的要因などの関与が指摘されている．記憶障害や遂行機能障害などの結果として社会的行動障害が生じている可能性もあり，このような概念が診断上必要なのかどうかという疑問も出されている[47,48]．

一方で社会的行動障害の基盤の一つに，他者の情動の認知とそれへの反応など，**社会的認知の障害**（social recognition disorder）があることが指摘されている[49]．つまり他者の心理を読み取ることができない症状として捉えることができる[50]．また米国精神医学会の DSM-5（Diagnostic and Statistical Manual of Mental Disorders 5th edition）では，社会的認知の障害（social recogni-

tion disorder）が記憶の障害や言語の障害などと同列の Neuro-
cognitive Disorder のなかに分類されている[49]．

2. 社会的行動障害の頻度

　京都府高次脳機能障害支援拠点病院である京都府立医科大学
におけるデータ（2007〜2016 年）が報告されている．紹介の
あった高次脳機能障害者連続症例 139 名のうち，社会生活上に
問題となる社会的行動障害は 38 名（27.3%）であり．そのなか
で重篤な社会的行動障害による社会生活が困難な事例は 20 名
（14.4%）に認められた．衝動性が強い症例 16 名，衝動性と知
的低下を伴う症例 6 名，幻覚妄想を伴う症例 4 名であった．そ
うした症例に対する精神科入院治療での薬剤治療などや，精神
科デイケアの利用，訪問看護や保健所などとの連携の介入がな
されたが，結果的に支援拠点相談事業における困難事例は 1.9%
であったことが報告されている[51]．

3. 社会的行動障害を起こしやすい脳損傷

　高次脳機能障害を生じる多くの病巣により，**病態認知（self
awareness）の障害**が生じるが，前頭葉病変では病巣特異的に顕
在化しやすいことが特徴でもあるとされる[52]．特に情動の認知
障害を生じやすい部位として，前頭葉眼窩皮質と扁桃体（側頭
葉内側面，とりわけ右側）の病変の関与が指摘されている[48]．
さらに前頭葉眼窩部の腹内側部における情動判断の障害，社会
的認知の障害が指摘されていて，脱抑制などの行動変化を起こ
しやすい[53]．また 2 章で述べたびまん性軸索損傷（DAI）にお
いて損傷をきたしやすい大脳正中部の内側前頭皮質や帯状回に
おける関与も指摘されており，こうした病変の複合病変として，
社会的行動障害につながる可能性が考えられる（**図 4-11**）．し
かし，こうした病変があっても症状の経過は一様ではないこと
に留意すべきである．就労（失職）や家族・友人関係などの心
理・社会的な要因で症状は緩和される．

4. 社会的行動障害に対するリハビリテーション

　社会的行動障害の症状の経過は一様ではなく，発症（受傷）
からのリハビリテーションの介入の有無と時期，継続性は，症

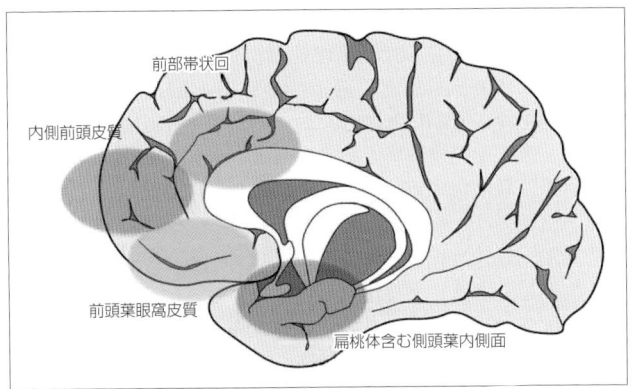

図 4-11　社会的行動障害の関連性が予測される病巣

前部帯状回

内側前頭皮質

前頭葉眼窩皮質

扁桃体含む側頭葉内側面

これらのほかに島，紡錘状回，下前頭回，側頭頭頂部が指摘される場合もある．

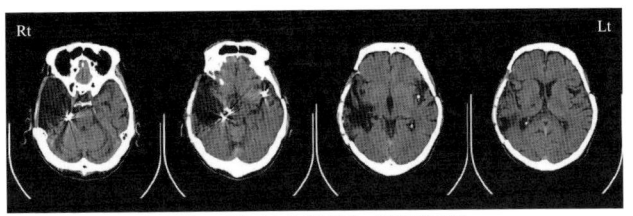

Rt　　　　　　　　　　　　　　　　　　　　　　　　　　Lt

図 4-12　脳動脈瘤破裂くも膜下出血術後例，慢性期頭部 CT

状を左右する重要な要因である．重症例においても，受傷後からの診断・治療・リハビリテーションが継続され，就労などの社会的支援がされてきた場合には，社会参加を実現している症例も報告されている[51, 54, 55]．

　一方，リハビリテーションの介入がなされずに経過した慢性期例においては，社会的行動障害が主要な障害像となる場合がある．**図 4-12** は脳動脈瘤破裂くも膜下出血術後の慢性期頭部 CT 画像である．右側頭葉頂部から下側頭回，側頭葉内側面にかけての低吸収域が認められる．退職したにも関わらず，毎朝出勤すると言って出かけようとする，毎日，会社の退職証明書類を見せて説得しないと納得しない，場所を選ばずに突然叫声・罵声を発する，診察待ち時間に耐えられず叫声を発するなどの

病歴と症状であった．実施できた神経心理学的検査は以下である．MMSE18点，日本版 RBMT 標準プロフィール点 1 点，スクリーニング点 0 点，三宅式記銘力検査有関係対語 2－6－8，無関係対語 0－0－0，生活健忘チェックリスト本人 22／52，家族52／52．重度な記憶障害と病識の低下（メタ記憶の障害）が認められた．発症後多年にわたり家族の介護のみであり，リハビリテーションの介入がなされていなかった．

社会的行動障害に対する介入として，環境調整，行動変容療法，認知行動療法，薬物治療を含めて多元的なアプローチの重要性を渡邉は述べている[56]．また社会的認知障害への介入として，他者心理を読み取るリハビリテーションアプローチの継続が有効であった治療も報告されている[57]．

1 章の表 1-8 に示した包括的全人的認知リハビリテーションによる，中等度から重度 TBI 後の認知機能障害に対する介入は，今日，エビデンスレベルの高い方法として支持されている（グレード A）．アウトカム評価として，Community Integration Questionnaire（社会参加質問表），自己能力（perceived self-efficacy）に対する気づき（メタ認知）において有意な改善が認められている[58, 3]．

7 章には自立支援・就労支援など，生活期における包括的支援が示されるが，回復期リハビリテーション終了後の時期における高次脳機能障害への連続した支援システムが望まれる．

（原　寛美）

6─言語・コミュニケーション障害のリハビリテーション

1. 失語の回復について

失語に対する訓練や支援の内容は，発症後の経過などによって異なる．発症 3〜6 カ月までは自然回復の可能性が考えられるが，中川によると 2〜3 年までは（リハビリテーションの継続による）機能回復の可能性を追求するべきであるとされている[59]．回復には患者の**原因疾患**，**病巣**，**年齢**，**合併障害**などが影響する．病巣については，言語領野であるウェルニッケ領野（上側頭回・ヘッシェル回）やブローカ領野（前頭弁蓋部・三角部・

眼窩部）に加えて島，中心後回，中側頭回，下側頭回の損傷，皮質萎縮，ラクナ梗塞などのびまん性病変があると機能予後が不良とされる[60]．また言語理解から先に回復し，発話・書字の回復が続くという順序性がある[61]．

2. 訓練計画

まず患者の言語障害の全体像を把握する．言語機能以外にも**表 4-21**の情報をもとに具体的な訓練計画を立てる．

介入は年単位の長期的な見通しをもって行うべきである．残念ながら言語障害自体は残存してしまうことが多いが，訓練は永続的には行えない．①患者・家族がコミュニケーションに自信がもてる，②自主練習ができる，③家庭内役割がある，④失語症友の会など家庭外で社会参加できる，などが訓練終了の目安である．もちろん事前に診療報酬制度や各所属施設の規定は確認しておく．

3. 失語の回復についての仮説

失語の訓練法は，主に以下の言語機能の回復に関するそれぞれの仮説がベースとなっている．どれか 1 つが正しいというのではなく，患者の能力や発症からの時間経過によりそれぞれの考えを適切に取り入れて介入するのが重要である．

(1) 促通

失語は言語処理機能が喪失した状態ではなく機能が抑制された状態であるため，残存機能に適切な刺激を与えて，抑制された機能を促通する（**図 4-13**）．

(2) 機能再編成

言語処理機能は通常の刺激では回復しないため，非通常的な

表 4-21 訓練計画に必要な情報

＜患者についての情報＞
・言語機能，言語以外の認知・精神機能，運動機能
・発症前の生活歴，教育歴，言語習慣，趣味，家族などの環境
・訓練に対する希望，意欲

＜一般的な知識＞
・言語・認知機能障害についての知識
・訓練法，教材についての知識

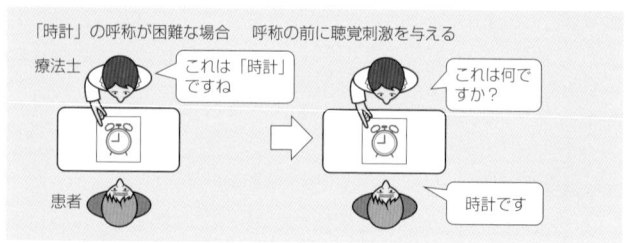

図 4-13　促通の例

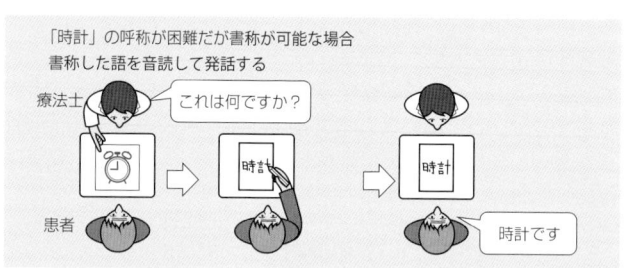

図 4-14　機能再編成の例

方法で機能を再構築させる（**図 4-14**）.

（3）代償的方法

　言語障害はある程度回復するが残存するため，それを補う代償手段を利用する（例：絵の指さしや描画）.

4. 失語の訓練法

　言語評価と同じように，訓練のターゲットが大きく「意味」か「音韻」か，文字に特化する必要があるかを考える．また機能再編成や代償的方法の考えに基づき，患者の保たれている言語モダリティをどう訓練に活かすかも検討する．訓練の方法や材料の選択にあたっては**表 4-22** のような項目で難易度を調整する．ここにあげる訓練法はごく一部であり，詳しくは成書を参照されたい.

（1）聴く訓練

①音韻情報の認識

・語を聴かせて，そのなかに特定の音が含まれているかを判断

表 4-22　訓練の難易度調整

＜材料・単語の特性＞
- ●使用頻度：患者個人・一般的な使用頻度が高い語の方が理解・表出しやすい
- ●心像性：意味をイメージしやすい語の方が理解・表出しやすい
- ●語の長さ：発語失行や音韻処理障害がある場合，音節数が少ない語の方が言いやすい
- ●材料の種類：一般的に実物品，写真，色つき絵，白黒絵の順で対象物の意味が賦活されやすい

＜方法＞
- ●刺激の入力モダリティ：聴覚か視覚か，あるいは両方か
- ●キューの種類，数：患者にとって有効かつ最低限のキューを選択する
- ●刺激の呈示方法：聴覚刺激の場合，呈示速度が遅く回数が多い方が易しい
- ●選択肢：選択肢の数が少ない方が易しく，目標語以外の選択肢が目標語と意味的・音韻的に似ていない方が易しい
- ●解答方法：選択肢の中から指さす方法，絵や文字同士をマッチングさせる方法，Yes/No で反応させる方法　など

してもらう（例：「さかな」という言葉には「か」が含まれるか？／「いるか」と「くじら」で「か」が含まれるのはどちらか？）．
- ・語を聴かせてモーラの数だけ碁石を並べてもらう．
- ・モーラ数が同じで語音が似た絵カードまたは文字（漢字・仮名），または絵＋文字を呈示し，そのうち 1 つの語を聴かせて該当するカードを選んでもらう（例：口／靴，犬／居間）．
- ・単語を聴かせ，仮名で書き取ってもらう．

②意味情報の認識
- ・意味の似ている絵カードを数枚呈示し，そのうち 1 つの語を聴かせて該当するカードを選んでもらう（例：りんご，桃，バナナ，みかん）（**図 4-15**）
- ・絵カードを数枚並べ，それを隠しながらそのうち 2～3 つの語を順に聴かせて，終わったらカードを見せて同じ順で選んでもらう
- ・2 文節文の動作絵のカードを数枚呈示し，そのうち 1 つの文を聴かせて該当するカードを選んでもらう（例：手を洗う）

(2) 話す訓練
①意味から適切な語彙を回収させる
- ・絵や文字を意味で分類してもらう（例：食べ物／食べ物以外，野菜／果物）．

6-言語・コミュニケーション障害のリハビリテーション

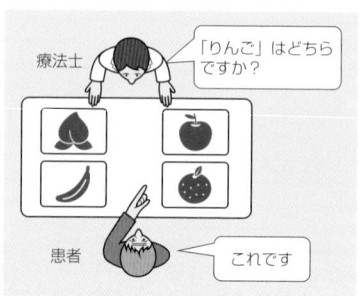

図 4-15　単語の聴覚的理解の訓練

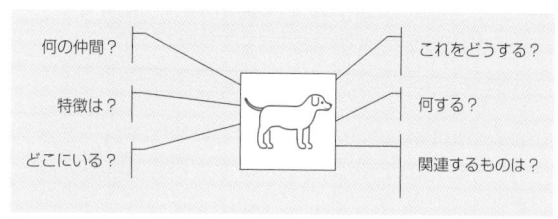

図 4-16　SFA

・絵や文字についての意味属性を想起してもらう（Semantic Feature Analysis：SFA は 6 つ，**図 4-16**）．
・文字を複数呈示し，絵に合う語を選んでもらう．
・文脈に合う単語を穴埋めあるいは選んでもらう（例：帽子→暑いので○○をかぶった）．

②語の適切な音韻を選択・配列させる
・絵または漢字＋仮名を呈示し，仮名単語を音読してもらう．
・絵または漢字に合うように仮名を並べ替えてもらう（例：時計→い／け／と）．
・絵や文字についての音韻情報を想起してもらう（Phonological Components Analysis：PCA は 5 つ，**図 4-17**）．

③文として産生する
・統語障害に対するマッピング訓練：名詞句の意味役割と格助詞を対応させ（例：女の人：動作主→「が」，野菜：対象→「を」，包丁：道具→「で」），文の枠組みに当てはめてもらう（「○○が○○を○○で○○」）．

4：高次脳機能障害のリハビリテーション

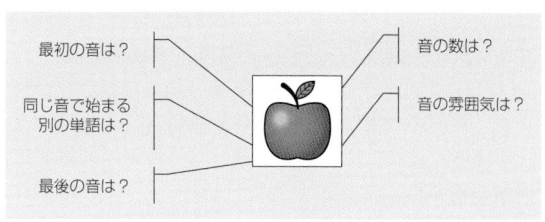

図 4-17　PCA

・助詞を穴埋めしてもらう（例：息子（　）学校（　）行く）
・動詞句と名詞句をマッチングして文を作ってもらう（例：「花
が」−「咲く」）.
・指定された語を使って文を作ってもらう（例：「水」「コップ」
→水をコップにそそぐ）.
・出だしに続く言葉を補完して文を作ってもらう（例：今日は
暑いので（　　　　　）.
・情景画や4コマまんがを説明してもらう.

5. 進行性失語の訓練

　訓練法は血管性の失語と同じである. しかし言語機能低下は
進行し, 失語以外の認知機能障害も出現してくることを念頭に
おく. 訓練の方法としては, 変性疾患では「機能再編成」は現
実的ではなく失われつつある機能に対して直接的にアプローチ
することが重要である [62]. 訓練により一時的に機能回復がみら
れることもあるが, 目標は回復よりも機能維持とするほうがよ
い.
　本人や家族の「いま」のコミュニケーションの困りごとに対
応すること,「これから」起こりうる問題に対応する. 生活上の
困りごとは, 失語よりもそれ以外の認知機能障害によるものへ
と変わっていく. 本人への機能訓練のみでなく, サポートして
くれる家族らに対し障害についての知識, コミュニケーション
上の工夫, 社会的サービスについて情報提供することも大事で
ある.

6. 右大脳半球損傷のコミュニケーション訓練

失語に比べて確立された訓練プログラムはないが，急性期は注意機能／ワーキングメモリの障害が根底にある場合が多いため，まずはそれに対してアプローチする．また右大脳半球損傷では情報の重要性の推論ができていないこと，同時処理の障害などから全体を見てまとめあげる能力が障害されること，無関係な事柄を弁別できないこと，などいくつかの段階で談話障害を引き起こす可能性がある[63]．患者がどの段階に問題を抱えているのかを明らかにし，それに対し非言語課題も含めて訓練内容を選ぶ．

（田中春奈）

7—失行・ゲルストマン症候群のリハビリテーション

1. 主な失行の分類とリハビリテーションのエビデンス

2章において失行の定義を述べたが，**表 4-23** には主な失行分類を示した．**表 4-24** は失行のリハビリテーションのエビデンスを示した．推奨レベルの高い評価がされている．

2. 観念失行のリハビリテーション

図 4-18 には食事・整容場面における動作分析例を示した．対象とする動作・物品により難易度には差が生じる．さらに個人差も認められる．食事動作においては，手づかみでの摂食→マグカップで飲む→スプーンの使用→フォークの使用→箸の使用の順に難易度が増す傾向がある．**表 4-25** には観念失行患者

表 4-23　失行（行為の障害）例

失行	定義（病巣）
観念失行（使用失行[64]）	客体（物品）の使用障害（左大脳半球下頭頂小葉病変を含む脳血管障害）
観念運動失行（パントマイム失行[64]）	客体を用いないパントマイムの障害
肢節運動失行	大脳拙劣症（症状のある肢節の対側大脳半球中心回領域病変による）
着衣失行	着衣の障害（右半球頭頂-後頭葉病変）[65]

4：高次脳機能障害のリハビリテーション

表 4-24 失行に対するリハビリテーションのエビデンス

Intervention	Level of recommendation
Cicerone ら [66]：左大脳半球脳卒中急性期リハビリテーションにおける，対象を明確にしたゲスチャーあるいはストラテジー訓練	A
渡邉 [2]：障害のある行為に対して代償方法を習得する訓練（ストラテジー訓練） ・左大脳半球損傷の失行患者に対して動作手順の言語化，記述での提示，図示を用いて障害代償方法を習得させる	A

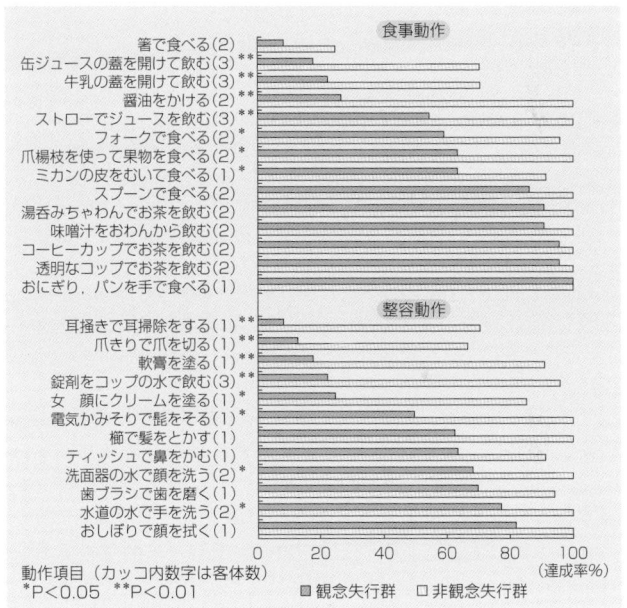

食事動作
箸で食べる(2)
缶ジュースの蓋を開けて飲む(3)**
牛乳の蓋を開けて飲む(3)**
醤油をかける(2)
ストローでジュースを飲む(3)**
フォークで食べる(2)*
爪楊枝を使って果物を食べる(2)*
ミカンの皮をむいて食べる(1)*
スプーンで食べる(2)
湯呑みちゃわんでお茶を飲む(2)
味噌汁をおわんから飲む(2)
コーヒーカップでお茶を飲む(2)
透明なコップでお茶を飲む(2)
おにぎり，パンを手で食べる(1)

整容動作
耳掻きで耳掃除をする(1)**
爪きりで爪を切る(1)**
軟膏を塗る(1)**
錠剤をコップの水で飲む(3)**
女 顔にクリームを塗る(1)*
電気かみそりで髭をそる(1)*
櫛で髪をとかす(1)
ティッシュで鼻をかむ(1)
洗面器の水で顔を洗う(2)*
歯ブラシで歯を磨く(1)
水道の水で手を洗う(2)*
おしぼりで顔を拭く(1)

動作項目（カッコ内数字は客体数）
*P<0.05 **P<0.01
■観念失行群　□非観念失行群
0　20　40　60　80　100（達成率%）

図 4-18　観念失行例における動作分析　　　（渡邉，2013）[2]，（原・他，1994）[66]

の動作の特性を記載した．対象物品数が多くなるほど，さらに動作の方向性では外向的（外に向く）動作が，再帰的（自己に向く）動作よりも困難な傾向が認められる．

このような特性をふまえて，観念失行患者に対するリハビリテーションの方法論を，表 4-26 にまとめた．改善を目指す

7-失行・ゲルストマン症候群のリハビリテーション

表 4-25　観念失行患者の動作特性

全般的特性
①対象物品数が多くなるほど困難さが増大する
②客体の特性，道具（物を作成する媒体としての特性）の使用は特に困難，衣服（着衣）は比較的容易
③動作の方向性，外向的動作が困難，再帰的動作（自分に向かう）は比較的容易な傾向
④合併する失語症状（全失語，Wernicke 失語，伝導失語）との関連による重症度

(原，1999)[67]

表 4-26　観念失行のリハビリテーションの原則

ADL 場面における観察，動作分析，随伴症状（失語，抑うつ，rejection などの心理的側面）の評価とそれへの対応
改善を図ろうとする ADL 項目を設定して，同一のセラピストにより実生活場面で同一の手順で訓練，患者と同一の側に座って（立って）援助する
患者が認識しやすい対象物品を準備する．難易度の低い物品使用から開始する
Errorless completion of the whole activities（誤りを生じないよう補助し，目的動作を最後までやり遂げる援助）
Training of details（細部の学習，対象物品を構成する細部を認識できるように，触れさせ，使用させて訓練する）
動作訓練を実施した環境・対象物品の ADL は改善するが，他の領域への汎化は期待できない．環境や対象物品が異なることにより，障害は再顕在化する

(LeClere CM, et al, 1998)[68]，(Goldenberg G, et al, 1998)[69]

ADL 領域と場面を設定する．たとえば，食事動作や整容動作のように特定し，表 4-25 の原則をふまえて訓練を実施する．Errorless completion of the whole activities とは，目的とする動作が，誤りなく最後まで完了できるように援助する手法である．正しい動作手順の学習により，援助の度合いを徐々に漸減していく．Training of details とは，扱う客体の特性の細部を認知させて，その使用方法を学習させる手順である．こうしたリハビリテーションにより，訓練の対象とした ADL 動作の改善を図ることができる．

　しかし観念失行の本質的な障害は，高次脳機能障害一般に共通するように，完全に回復することはなく，異なる環境や物品使用時には，同一の ADL 項目であっても障害が再顕在化することが多い．そのために観念失行の特性を介護者にはわかりやすく説明して理解を求め，自宅復帰後にも援助が継続されるよう

な指導が望まれる.

3. ゲルストマン症候群のリハビリテーション

(1) 中核となる内的イメージの操作・転写障害としての高次脳機能障害

2章において, 左半球頭頂-後頭葉背側移行部 (角回) に病巣を有するゲルストマン症候群の中核の障害像を述べた. それは内的イメージ (mental image) を時間的・空間的に操作することができないという認知機能障害である. それにより左右障害, 手指失認, 失書, 失算の4症状が説明されている[70]. 失書とは, 主に表意文字である漢字が書けないなど, 失算とは加減乗除ができないだけではなく数の概念がわからない, アラビア数字の情報をイメージ化できない, デジタル情報をアナログ化してイメージできない, イメージの転写 (translation) ができない, 情報を別の形式に転換できない[79], 電子機器の操作ができない, 紙幣・硬貨の価値がわからないなど多様な神経心理学的症状が認められる. そのために, 就労・就学などへの復帰では大きな支障となる高次脳機能障害である.

(2) ゲルストマン症候群の評価

ゲルストマン症候群の検査では, Raven色彩マトリックス検査のような二次元のローテンション課題は可能であるが, Kohs立方体組合せテストに代表される三次元構成課題では困難を認める. とりわけブロック面が2色のブロックのローテーションに混乱を示す (図4-19). この背景には, イメージを短時間保持して転写を進めることが困難である障害が存在すると考えられる[71, 72].

表4-27にはゲルストマン症候群の評価方法例を示した. 日常生活上でどのような行為・遂行が困難となっているかを詳細に観察することが必要となる. 外出時の紙幣・硬貨を使用した買い物や公共交通機関を利用する際の切符の購入など, その患者が今後行うことになる社会生活上の行動を検討し, 各々の項目で行動観察・評価を行う. たとえば買い物をする際に患者さんは提示された金額以上のお金を出すことで, いかにも買い物の際に必要となる計算能力について一見支障がないようにみえることもある. しかし硬貨や紙幣を組み合わせて, 提示された金

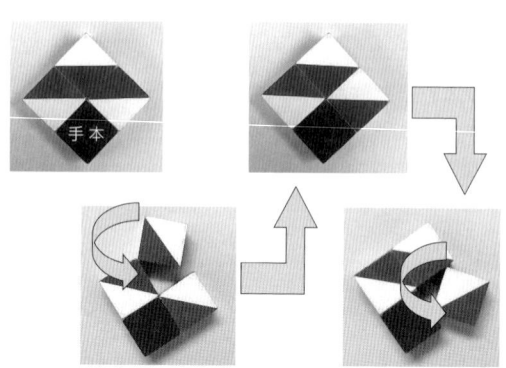

図 4-19　Kohs 立方体組合せテスト検査時に観察される特徴
　　　　 的操作

表 4-27　ゲルストマン症候群の評価方法例

失語症の評価（SLTA の実施など）
WAIS-Ⅲ（Ⅳ）の評価（下位項目の算数，絵画完成，符号課題などの分析）
Kohs 立方体組合せテスト
文章題課題（課題内容の図式・イラスト化が可能か）
数の概念（大きさ）や位取りの評価
紙幣，硬貨の理解
書字課題，漢字の想起，偏（へん）と旁（つくり）の組合せなど
文章の読解
日常生活場面での評価

額通りの支払いが可能か，あるいは乗り継ぎ切符の購入が可能
であるかなどを具体的に評価する．

(3) ゲルストマン症候群のリハビリテーション

　ゲルストマン症候群における内的イメージの操作障害として
の障害像は多岐にわたる．したがって，机上の課題として，困
難と評価される側面に対する直接的な訓練に取り組む必要があ
る（**表 4-28**）．書字訓練，数の概念の理解・図式化，文章題課
題（読みの課題）における逐次的図式化（イメージ化）（**図 4-20**），
折り紙細工やブロックなどを使用した 3 次元構成課題，長文読
解課題など多面的に積み上げていくこと（task oriented cognitive
remediation）が必要となる．

表 4-28　ゲルストマン症候群のリハビリテーション課題例

漢字の意味的イメージ化による想起，漢字の旁（つくり）と偏（へん）の組み合わせ
言語情報の視覚的イメージ化，文面を絵として描く
文章題課題，図式・イラスト化して回答する（図 4-20）
数（数字）の概念の再学習，位取り
貨幣（紙幣・硬貨）の概念の再学習
3 次元構成課題，折り紙，ブロック構成
地図の想起，俯瞰図の描写

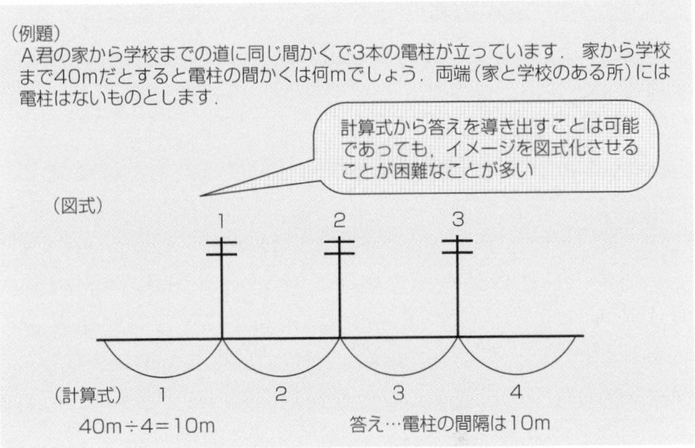

（例題）
　A君の家から学校までの道に同じ間かくで3本の電柱が立っています．家から学校まで40mだとすると電柱の間かくは何mでしょう．両端（家と学校のある所）には電柱はないものとします．

> 計算式から答えを導き出すことは可能であっても，イメージを図式化させることが困難なことが多い

（図式）

```
        1       2       3
        ╪       ╪       ╪
 ___/‾‾‾\___/‾‾‾\___/‾‾‾\___
```

（計算式）　1   2   3   4
40m÷4＝10m　　　答え…電柱の間隔は10m

図 4-20　ゲルストマン症候群における文章題課題，課題のイメージ

　障害となっている認知障害の個々の側面を改善させて，神経心理学的検査を用いて評価していく．さらに就労を検討する場合には，ジョブコーチの導入など職業リハビリテーションとの連携が必須となる[73]．

（原　寛美）

8―半側空間無視のリハビリテーション

1．半側空間無視とは

　半側空間無視（Unilateral Spatial Neglect：USN）は，「大脳半球病巣と対側空間にある刺激に対して検出・応答することに失敗し，感覚障害や運動障害では説明ができない」と Heilman に

よって定義されている[74].

半側空間無視は右大脳半球損傷に好発する症状であり，左半側空間無視の発生頻度が高い．左大脳半球損傷例でも右半側空間無視を呈する場合があるが，発生頻度としては左半側空間無視に比べて少なく，重度ではないこと，長期化しにくいとされる[75].

2. 半側空間無視の発現メカニズム

半側空間無視の発現メカニズムには，**表4-29** に示すように，①注意障害説，②表象障害説がある．主流は注意障害説であり，その基本は注意覚醒の障害が基盤にあり，病変の対側（右大脳半球損傷例における左側）への意識的・無意識的な注意や運動企図の障害が生じている[76].

Corbetta ら[77] は，視空間に対する注意の割り当てに関与する2つの視空間注意機能の障害が半側空間無視症状に関連するとしている．1つは前頭—頭頂葉による背側注意ネットワークで，視空間内の任意の地点に意識的に注意を向ける能動的注意を担っている．2つめは側頭・頭頂—前頭葉による腹側注意ネットワークで，こちらは視空間内で不意に発生した情報を検出し，無意識的に注意を転換する受動性注意を担っている[78].

上記2つの注意ネットワークはバランス関係が保持されてお

表4-29　半側空間無視の主なメカニズム

①注意障害説
・方向性注意障害仮説：右大脳半球は左側へ，左大脳半球は右側へ注意を向ける傾向がある．右大脳半球損傷では左側への注意が乏しくなり右側に偏る．（近位・遠位空間）[87]
・注意覚醒障害説：皮膚—辺縁系—中脳網様体系の障害．この中脳網様体の病変による視床経由の感覚伝達の抑制．皮膚の感覚プロセス準備状態低下を生じて対側の感覚刺激に対する無視を起こす．（自己身体）[79]
・左右大脳半球間の相互抑制作用の破綻によって発生する説：
　一側大脳半球は対側空間へ注意を向ける作用があり，左右大脳半球間で相互抑制を行いつつバランスをとっている．大脳半球損傷によりそのバランスが崩れ，正常である大脳半球が相対的に過活動状態となることで半側空間無視が生じる[80].

②表象障害説[79]
　意識のなかにおいて左半側の外空間や自己の身体半側を最初から認知できていない．表象も右側半分に限られている．

り，左右一側への能動的注意が優位となれば対側視空間の無意識的な情報検出は阻害され，受動的注意が優位となれば過剰な情報検出により能動的注意が阻害される．臨床場面においては机上検査のような静的課題へ能動的注意を向ける場面が多く，受動的注意への評価が十分になされない場合もある．病態理解の観点から，様々視点で行動観察や評価を行っていく必要がある．

3. 半側空間無視の評価

　半側空間無視の症状は，自己中心と物体中心などの参照枠の解離，自己身体（personal space）・近位空間（reaching space）・遠位空間（far space）の3つの空間領域における解離などサブタイプに分類が可能である．複数タイプが併存している場合も考慮して評価を行う．正確な評価を行ううえで机上検査に加えて，近位空間に対する無視症状の評価など，行動観察や発言内容からの検討をする必要がある．

(1) 自己中心参照枠と物体中心参照枠の解離

　自己中心性の無視症状では，自己身体を中心として正中が固定され，その正中を基準として半側視空間そのものまたは半側視空間内の物体が無視される．物体中心性の無視症状では自己身体と物体との左右・遠近などの位置関係は関係なく，視空間内の対象物の正中を基準として，左側が無視される[81]．生活場面においては，食事場面の行動観察にて評価ができる．自己中心性の無視では，自身を中心として左側の食器自体を無視するといった症状が観察される．物体中心の場合では左右両側の食器に手をつけるが，食器の中の右側しか摂食しない場合などの特徴がみられる．

(2) 3つの空間領域における解離

　自己身体の無視症状では，指定された左側の身体部位を右手で触れる・指し示すように指示をして検査する．これにより，左半身の身体認知が可能であるか，あるいは左片麻痺の否認（anosognosia）がないかをチェックする．生活場面での評価としては，上衣更衣時の左上肢の袖通しの忘れがないか，整容動作時の髭剃り・洗顔での顔面の左半側の忘れがないかなどを観察する．

近位空間の無視症状には主に机上検査を用いる．ベッドサイドで簡易的に実施可能なものとしては，線分二等分試験や抹消試験など行動性無視検査（BIT）通常検査の各下位項目がある．BITなどの標準化された検査で重症度と，リハビリテーションによる治療への反応性を評価する．臨床上では左側の車椅子ブレーキやフットレストの操作忘れ，食事場面での左側食器の食べ残し，排泄場面で左壁のボタンを視認できないなどがあげられる．

　遠位空間の無視症状は，離れた位置にある障害物やトイレの場所など病棟の空間の認知が可能であるか，移動先の曲がり角を視認し必要に合わせて軌道修正や左折ができるか，さらに外出時に左側の信号や車の往来の認識が可能かなど，実際的な場面での行動観察が有用である．

4. 半側空間無視に対する治療

（1）半側空間無視の治療のエビデンス

　Ciceroneらによる視空間認知障害に対するsystematic reviewでのガイドライン（推奨レベルAとB）を**表4-30**に示した[3]．

　脳卒中治療ガイドライン2021[82]では，半側空間無視に対して視覚探索訓練，プリズム適応訓練，反復性経頭蓋磁気刺激（rTMS）などが推奨度B，エビデンスレベル中となっている．ただし無視症状に対するリハビリテーション効果に関するシステマティックレビューにて，治療介入の効果として机上検査での無視症状の改善はみられるが，長期的な効果やADLの自立度向上への影響は限定的であるとされる[83]．また，直接的にADL練習を行うほうが効果的であるとする報告も多い[84-86]．

（2）身体運動を取り入れた視覚探索訓練（visual scanning training）

　全般的な注意覚醒レベルを賦活化し，無視空間への視覚探索と運動企図の改善がなされるように援助・環境調整・訓練を順

表4-30　半側空間無視に対する治療の推奨レベル

介入方法	推奨レベル
視覚探索訓練を含む視覚認知訓練の実施	A
左手の刺激あるいは左上肢の強制使用を，視覚探索訓練とともに行う	B

(Cicerone, 2019)[3]

序立てて実施していく.

図 4-21 に示すように，左視空間における左上肢を用いたタスク訓練の実施が効果的であるとされる. 一方，両側上肢あるいは右上肢の使用でのタスク訓練では左半側無視は改善しない. この背景にあるのは，大脳半球間抑制であり，右上肢の使用が左大脳の活性化を生じて，その結果右大脳への脳梁を介する抑制（inhibitory process）が生じていることにあると説明されている[87].

・上記の訓練では左右の決まった地点間の能動的な注意の転換を行っている. 左視空間への突発的な手がかり刺激の提示を行い，その検出・反応の訓練も必要となる. 訓練例としては移動するボール・お手玉等をキャッチする課題なども考えられる.

・運動機能が改善しているケースでは，対象者の情報許容量に合わせて屋内外での歩行練習などを実施し，全般的な注意覚醒レベルの賦活化とともに左視空間への能動的注意と受動的な情報検出を促していく.

(3) 机上の視覚探索訓練

・**図 4-22** はＰＣモニター上にランダムに点滅する刺激に対して反応する課題である. 左視空間に外発的に生じた刺激を検出する訓練である.

・**図 4-23** では色分けされたペグを用いて，ペグボード上に見本と同様な構成をつくる課題を示す. この課題では，構成機能

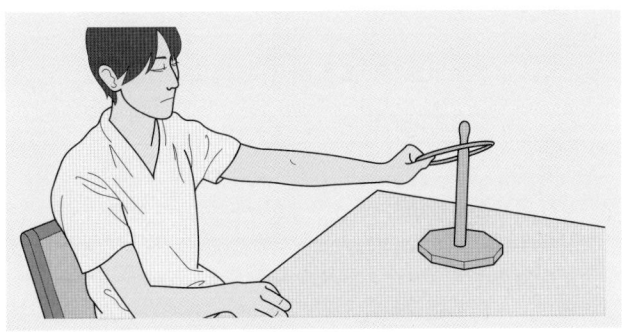

図 4-21　左視空間における左上肢でのタスク訓練の実施　　　(原，2019)[88]

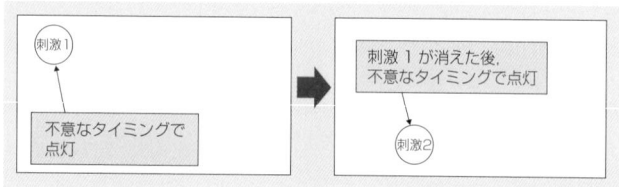

図 4-22 Micro soft Power Point のアニメーション機能を利用した受動性注意課題
半側空間無視以外の障害に合わせて刺激の種類はひらがなや数字，記号など変更する

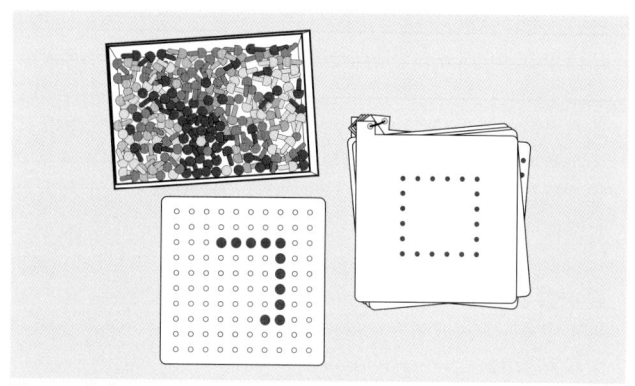

図 4-23 色分けされたペグを用いた課題

や遂行機能面も関与する.

・キャンセレーション課題など：記号や数字，かな文字などの抹消（キャンセレーション）課題や，点つなぎ課題などが印刷されたプリントを用いて機能訓練を実施する．また左側に点在する刺激に対して注意を向けることが困難な場合には，右側から左側へ連続する線や図形を目や指でなぞり，視線を左へ移動していく課題なども実施していく.

(4) プリズム適応療法 [89)]

プリズム適応（prism adaptation）療法では，視野を正常よりも右に偏倚させるプリズム眼鏡を使用する．この眼鏡を装着した状態で，上肢の運動軌跡を隠したまま前方の目標点に対してのリーチ動作を反復させていく．病的な視空間認知のゆがみが

ない者がこの環境下でリーチ動作を行うと，最初は視覚的に認知した目標点とリーチした手の到達点が一致しないため，ずれた点に向かってリーチ動作を行うが，動作の反復によって徐々に適応がなされ正確なリーチが可能となっていく．

プリズム適応療法の作用機序は不明な点があるが，効果としては少ない治療回数で持続することが確認されている[90]．

(5) 環境調整と ADL 練習

直接的に ADL 場面での動作練習の実施が，ADL の自立度向上に対しては効果的であるという報告もある．アプローチとして環境調整などを実施する．

①ベッドサイドでの環境設定

重度の半側空間無視では安静背臥位であっても頭部右回旋位をとり右側に視線が偏倚している場合もある．患者の興味関心を引くテレビ画面や掲示物，聴覚刺激などを左側に設置し左への注意の転動を促す．

②食事場面

自身の正中よりも左側の食器の見落としが発生する場合では，初期は食器を右側に寄せた配置とし，症状の改善とともに徐々に左右均等化していく援助を継続する．

③更衣動作

動作開始前の注意点の確認，貼り紙での手順の教示などを通して，左上下肢の認識向上や袖・裾操作の忘れがないように促していく．一度系列動作のエラーが起こると自己修正困難な場合が多いため，最初はティーチングを中心に行い，徐々に自己判断で実施していくようにシフトしていく．

④トイレへの往復

トイレから自室までの移動で道に迷う，左折できないなどの行動が観察される場合には，床の動線部分にテープを貼る環境調整として反復練習を行う．左折が必要な部分では 90°に動線が曲がっていると見失う可能性があるため，連続的に視覚探索が可能な曲線状に調整する．

（土井一馬，山田紗弓）

9―地誌的見当識障害のリハビリテーション

1. 地誌的見当識障害とは

　地誌的見当識障害は，熟知している場所で道に迷う症状であり，意識障害，健忘症候群，半側空間無視など，他の神経症状や神経心理症状によって説明可能な場合は除くとされる[91]．

　Aguirre ら[92] は，地誌的見当識障害をその病態の違いから街並失認（landmark agnosia），前向性地誌的見当識障害（anterograde disorientation），自己中心的地誌的見当識障害（egocentric disorientation），道順障害（heading disorientation），の 4 つの病型に分類している（2 章表 2-8）．

　地誌的見当識障害のリハビリテーションでは，上記 4 つの分類を鑑別したうえでそれぞれに応じたリハビリテーションプログラムが作成されるが，いずれも通常の地図の使用は無効とされている[91]．

2. 地誌的見当識障害の 4 つのサブタイプとそれぞれへの対応方法

　サブタイプの鑑別には，検査の結果だけでなく検査・課題中の発言内容にも着目しその特徴をつかんでいく必要がある．

(1) 街並失認

　建物や風景の認識は可能だが，その同定が困難であり視覚認知障害がもととなる．臨床上ではいくつかの要素から構成されている視覚課題や風景写真の認知において，絵や写真の各構成要素は正確に認知できているが，各要素を統合して全体的な意味合いを導き出すことが困難である．また病棟や自宅の見取り図を描画する場合において，全体把握後の部分描写ではなく特徴的な部分部分をつなぎ合わせて描画していくといった様子が観察される．課題中の会話例を**表 4-31** に示す．

　このような症例では，視覚情報のなかの特徴的な要素を目印として代償的に場所の同定を行う．対応方法としては道順を事前に記憶し，新たに設置した**図 4-24** のような目印（landmark）を手がかりとして動くといった戦略を用いたところ病棟内の移動が自立となり結果自宅退院に至ったという報告がある[93]．

表 4-31　街並失認例の視覚課題・風景認知時の発言例

既知の場所の認識	ここに信号があって，電柱が立っていて，その隣に大きい建物が建ってます．その手前は道路です．
	ここに○○という名前のお店があるので，□□の場所だと思います．
病棟内の写真	ここに机があって，隣には給湯器があって，誰かが椅子に座っています．
	あ，ごはんを食べているのでここは食堂でしょうか．

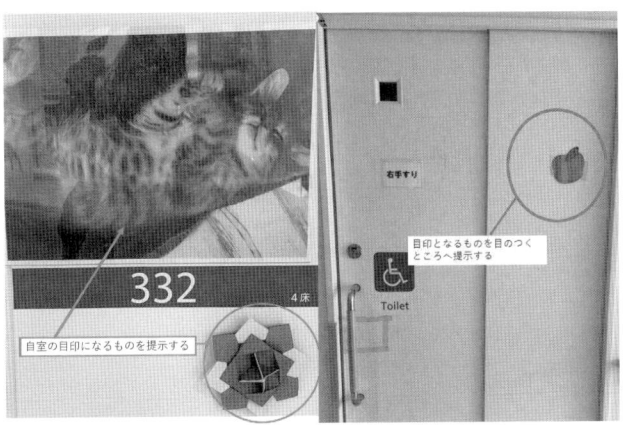

図 4-24　病棟内には視認性の高い写真や掲示物を目印（landmark）として利用する

(2) 前向性地誌的見当識障害

発症後に新しく経験する環境にのみ生じる障害で，視覚性の前向性健忘との関連が深い．視覚性のエピソード記憶の障害であり，誤りをさせない学習法（errorless learning）や視覚的なナビゲーションタスクを用いた集中リハビリテーションが有効である[94,95]．新しい道順の学習では，記憶障害のリハビリテーションの項で記載した間隔伸張法（SR 法）の導入が有効である．

(3) 自己中心的地誌的見当識障害

対象物を同定する視覚認知機能は維持されているが，対象物と自身との空間的位置関係や距離を認識する能力の障害を特徴としている．そのため患者は目印となる建物・風景が自分にとって前後左右どの方向にあり，どの程度の距離にあるのかの表象

に障害をもち，旧知か新規かを問わず道に迷うこととなる[96]．また距離感の障害もみられるため，対象物と衝突する場面がしばしばみられる[97]．

対応方法としては，残存している体性感覚を利用した投球動作による機能的代償法にて距離感の認知に改善がみられたとする報告がある[98]．

(4) 道順障害

街並失認とは異なり目の前の風景や写真がどこなのかという同定は可能だが，一度に見渡せない2地点間の位置関係（方向）の記銘または想起に困難さがあり，方向感覚の障害を特徴とする．臨床場面での具体例としては，病棟内における移動において，曲がり角を曲がる必要がある場所への移動や階段・エレベーターを利用した階をまたいだ移動などで誤った方向に進む困難さを示すといった様子がみられる．

対応方法としては，**図4-25** に示したような地図を携帯し，それを用いて目的地までの移動を実際に反復していく方法をとることで症状に改善がみられたという報告がある[99]．

（土井一馬，山田紗弓）

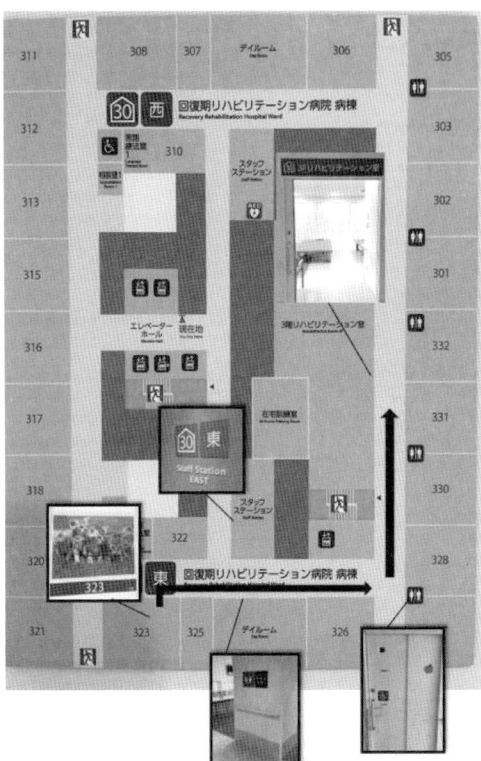

図 4-25　動線の矢印と各曲がり角の写真を付けた地図を用いた介入例

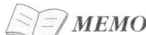

∥MEMO

■文献

1) Wilson BA : Memory deficits. Handb Clin Neurol, 110 : 357-63, 2013.
2) 渡邉 修：認知リハビリテーションのエビデンス. Jpn J Rehabil Med., 50：530-535, 2013.
3) Cicerone KD, et al : Evidence-Based Cognitive Rehabilitation : Systematic Review of the Literature From 2009 Through 2014. Arch Phys Med Rehabil, 100 : 1515-1533, 2019.
4) Lundqvist A, et al : Computerized training of working memory in a group of patients suffering from acquired brain injury. Brain Inj, 24 : 1173-1183, 2010.
5) Akerlund E, et al : Can computerized working memory training improve impaired working memory, cognition and psychological health? Brain Inj, 27 : 1649-1657, 2013.
6) Vallat-Azouvi C, et al : Rehabilitation of the central executive of working memory after severe traumatic brain injury : two single-case studies. Brain Inj., 23 : 585-594, 2009.
7) Vallat-Azouvi C, et al : Modularity in rehabilitation of working memory : a single-case study. Neuropsychol Rehabil, 24 : 220-237, 2014.
8) Oberauer K : Is the focus of attention in working memory expanded through practice? J Exp Psychol Learn Mem Cogn., 32(2) : 197-214, 2006.
9) Neumann D, et al : A randomized controlled trial of emotion recognition training after traumatic brain injury. J Head Trauma Rehabil, 30 : E12-23, 2015.
10) Spikman JM, et al : Effects of a multifaceted treatment program for executive dysfunction after acquired brain injury on indications of executive functioning in daily life. J Int Neuropsychol Soc, 16 : 118-129, 2010.
11) Spikman JM, et al : Who benefits from treatment for executive dysfunction after brain injury? Negative effects of emotion recognition deficits. Neuropsychol Rehabil, 23 : 1-22, 2013.
12) Bourgeois MS, et al : The effects of cognitive teletherapy on reported everyday memory behaviours of persons with chronic traumatic brain injury. Brain Inj., 21 : 1245-1257, 2007.
13) Scherer MJ, : Assessing the benefits of using assistive technologies and other supports for thinking, remembering and learning. Disabil Rehabil, 27 : 731-739, 2015.
14) Gillespie A, et al : Cognitive function and assistive technology for cognition : a systematic review. J Int Neuropsychol Soc. 18 : 1-19, 2012.
15) de Joode, et al : Efficacy and usability of assistive technology for patients with cognitive deficits : a systematic review. Clin Rehabil, 24 : 701-714, 2010.
16) Loetscher T, et al : Cognitive rehabilitation for attention deficits following stroke. Cochrane Database Syst Rev, 2019.
17) Nair RD, et al : Cognitive rehabilitation for memory deficits following stroke. Cochrane Database Syst Rev, 2017.
18) 三村 將, 小松伸一：記憶障害のリハビリテーションのあり方. 高次脳機能研究, 23 (3)：181-190, 2003.
19) 原 貴敏：記憶障害のリハビリテーション. 高次脳機能障害のリハビリテーション Ver.3 (武田克彦・他編), 医歯薬出版, 2018, pp70-73.
20) 原 寛美：高次脳機能障害のリハビリテーション. 高次脳機能障害ポ

ケットマニュアル，第 3 版，医歯薬出版，2015，pp103-115.

21) 鹿島晴雄，加藤元一郎・他：記憶障害のリハビリテーション．認知リハビリテーション，医学書院，1999，pp115-140.

22) Brush JA, Camp CJ：記憶の改善テクニック　間隔伸張法：痴呆性老人の機能改善のための援助．モンテッソーリ法と間隔伸張法を用いた痴呆性老人の機能改善のための援助（錦森淑子監訳），三輪書店，2002.

23) Benigas JE, et al：Spaced Retrieval Step by Step. An Evidence-Based Memory Intervention. Health Professions Press Inc. Baltimore, 2016.

24) Scherer MJ：Assessing the benefits of using assistive technologies and other supports for thinking, remembering and learning. Disabil Rehabil, 27(13)：731-739, 2005.

25) 中島明日佳，船山道隆・他：高次脳機能障害を持つ患者への Internet of Things（IoT）の活用が有効かどうか．認知リハ，26(1)：37-38，2021.

26) 山本小緒里，西川順治・他：前脳基底部健忘重症例に対するアプローチ－長期的なリハビリテーションの有効性を考える－．認知リハ，21(1)：52-58，2016.

27) 綿森淑子，本多留美：記憶障害のリハビリテーション－その具体的方法－．リハ医学，42：313-319，2005.

28) Wilson BA：Compensation for cognitive deficits following brain injury. Neuropsychological Review10：233-243, 2000.

29) 山本小緒里，西川順治・他：前脳基底部健忘重症例に対する時間的見当識訓練．認知リハ，24(1)：62-68，2016.

30) Wilson BA, et al：Errorless learning in the rehabilitation of memory impaired people. Neuropsychol Rehabil, 4(3)：307-326, 1994.

31) 大森智裕，穴水幸子・他：前脳基底部健忘症例，および視床性健忘症例に対する「reality orientation & self-awareness video」を用いた認知リハビリテーション．高次脳機能研究，36(2)：276-285，2016.

32) 梅田　聡：し忘れはなぜ起こるのか：認知神経心理学から見た展望的記憶研究．認知リハ，1-10，2001.

33) 南雲祐美，加藤元一郎・他：展望記憶に関するリハビリテーション．高次脳機能障害のリハビリテーション Ver.3（武田克彦，三村將・他編），医歯薬出版，2018，pp372-377.

34) 先崎　章，平川孝枝・他：全交通動脈瘤破裂後の逆向健忘に対するリハビリテーションの試み．総合リハ，25(9)：849-854，1997.

35) 穴水幸子，加藤元一郎・他：前脳基底部健忘症例に対する「自伝的記憶ビデオ」を用いた認知リハビリテーション．認知リハ，129-136，2006.

36) Chung CSY, et al：Cognitive rehabilitation for executive dysfunction in adults with stroke or other adult non-progressive acquired brain damage（Review）. Cochrane Database of Systematic Reviews 2013.

37) 苧坂直之：前頭前野とワーキングメモリー．高次脳機能研究，32(1)：7-14，2012.

38) 加藤元一郎：前頭葉症状の回復とリハビリテーションについて．長野県高次脳機能障害専門セミナー．2010.7.10. 講演

39) 原　寛美：遂行機能障害に対する認知リハビリテーション．高次脳機能研究，32：185-193，2012.

40) Levine B, et al：Rehabilitation of Executive Functioning in Patients with Frontal Lobe Brain Damage with Goal Management Training. Front Hum

文献

Neurosci, 5：9, 2011.

41）von Cramon DY, et al：Frontal lobe dysfunctions in patients. – therapeutical approaches. In: Cognitive Rehabilitation in Perspective.（edts Rodger LI. Wood, Ian Fussey）Taylor & Francis, London, 1990, pp164-179.

42）Winkens I, et al：Efficacy of time pressure management in stroke patients with slowed information processing：A randomized controlled trial. Arch Phys Med Rehabili, 90：1672-1679, 2009.

43）Sohlberg MM, et al：Effectiveness of an attention-training program. J Clin Exp Neuropsychol, 9：117-130, 1987.

44）豊倉　穣・他：注意障害に対する Attention Process Training の紹介とその有用性. Jpn J Rehabil Med, 29：153-158．1992.

45）豊倉　穣：注意障害のリハビリテーション．高次脳機能障害のリハビリテーション Ver.3．武田克彦・他（編）, 医歯薬出版, 2018, pp194-208.

46）中島八十一：社会的行動障害がもたらす生活のしづらさ．高次脳機能研究, 37（3）：275-280, 2017.

47）村井俊哉・他：高次脳機能障害における社会的行動障害への対応．日医誌, 145：1211-1214, 2016.

48）村井俊哉・他：社会的行動障害のリハビリテーションの原点とトピックス. 高次脳機能障害研究, 39：5-9, 2019.

49）上田敬太：社会的行動障害の精神医学的側面．高次脳機能研究, 37（3）：281-287, 2017.

50）原　寛美：高次脳機能障害診療における社会脳の障害．認知神経科学, 18：140-145, 2016.

51）武澤信夫：社会的行動障害と地域支援の現状．高次脳機能研究, 37（3）：293-300, 2017.

52）渡邉　修：病識の低下への対応．高次脳機能障害のリハビリテーション Ver.3（武田克彦・他編）, 医歯薬出版, 2018, pp273-277.

53）船山道隆：前頭葉眼窩部／腹内側部の損傷後に行動変化と自発性作話が同時に生じる背景．高次脳機能研究, 43：172-176, 2023.

54）岩波　潤, 原　寛美：社会的行動障害を有する患者に対するアイオワ・ギャンブリング課題の実施について．認知リハ, 15：29-35, 2010.

55）平岡　崇・他：社会的行動障害. 総合リハ, 43：1031-1036, 2015.

56）渡邉　修：前頭葉損傷へのリハビリテーション．高次脳機能研究, 36：177-182, 2016.

57）藤原瑤平・他：他者理解の障害に対して漫画を用いた介入の試み．高次脳機能研究, 38：69, 2018.

58）Cicerone KD, et al：A randomized controlled trial of holistic neuropsychologic rehabilitation after traumatic brain injury. Arch Phys Med Rehabil, 89：2239-2249, 2008.

59）中川良尚, 小嶋知幸：慢性期の失語症訓練．高次脳機能研究, 32（2）, 257-268, 2012.

60）中川良尚：失語症の長期回復．高次脳機能研究, 34（3）, 305-314, 2014.

61）種村　純・他：標準失語症検査（S.L.T.A）の構造と失語症臨床評価との関連について –因子分析による検討-．失語症研究, 4（2）, 629-639, 1995.

62）中川良尚：評価とリハビリテーション．進行性失語（一般社団法人日

本高次脳機能障害学会　教育・研修委員会 編），新興医学出版，2019，pp133-148.

63）小坂美鶴：右半球損傷による談話障害へのアプローチ．言語聴覚研究，6(1)：22-30，2009.

64）中川賀嗣：臨床失行学．高次脳機能研究，30：10-18，2010.

65）大橋博司：臨床脳病理学 復刻版．創造出版，1998.

66）原　寛美，所　小百合：観念失行患者における ADL の問題点 -「実行している ADL について」-．総合リハ，22：111-119，1994.

67）原　寛美：失語に伴う失行のリハビリテーション．臨床リハ，8：497-503，1999.

68）LeClere CM, Well DN：Use of a content methodology to enhance feeding abilities threatened by ideational apraxia in people with Alzheimer's-type dementia. Geriatr Nrs, 19：261-268, 1998.

69）Goldenberg G, Hagmann S：Therapy of activities of daily living in patients with apraxia. Neuropsychol Rehabil, 8：123-141, 1998.

70）Mayer E, Martory MD, et al：A pure case of Gerstmann syndrome with a subangular lesion. Brain, 122：1107-1120, 1999.

71）Carota A, et al：Defective spatial imagery with pure Gerstmann's syndrome. Eur Neurol, 52：1-6, 2004.

72）原　寛美：優位半球頭頂葉病変による高次脳機能障害の特性とリハビリテーション．第32回日本脳卒中学会学術総会（口演），2007.

73）田中淳一，原　寛美：職業リハビリテーションへの紹介をはかる高次脳機能障害例の特徴 -神経心理学的検査からの分析-．認知リハビリテーション．38-43，2006.

74）Heilman KM, et al：Mechanisms underlying hemispatial neglect. Annals of Neurology, 5：166-170, 1979.

75）Ringman JM, et al：Frequency, risk factors, anatomy, and course of unilateral neglect in an acute stroke cohort. Neurology, 63：468-74, 2004.

76）Robertson IA, et al：Saptial neglect: A clinical handbook for diagnosis and treatment. Psychology Press, UK, 1999.（佐藤貴子，原　寛美訳：半側空間無視の診断と治療．診断と治療社，2004.）

77）Corbetta M, et al：Control of goal-directed and stimulus-driven attention in the brain. Nat Rev Neurosci, 3：201-215, 2002.

78）Vossel S, et al：Dorsal and ventral attention systems: distinct neural circuits but collaborative roles. Neuroscientist, 20：150-159, 2014.

79）松本　香・他：視空間認知障害．臨床リハ別冊／高次脳機能障害のリハビリテーション（江藤文夫，原　寛美・他編），医歯薬出版，1995，pp50-54.

80）Kinsbourne M：Mechanism of unilateral neglect. Adv Psy, 45：69-86, 1987.

81）中田佳佑・他：半側空間無視の臨床所見および病態メカニズムとその評価，保健医療学誌 7(2)：67-76，2016.

82）日本脳卒中学会 脳卒中ガイドライン委員会編：脳卒中治療ガイドライン 2021，協和企画，2021，pp282-283.

83）Bowen A, et al：Cognitive rehabilitation for spatial neglect following stroke. Cochrane Database Syst Rev, 2013:CD003586, 2013.

84）Edmans JA, et al：A comparison of two approaches in the treatment of perceptual problems after stroke. Clin Rehabil, 14：230-243, 2000.

85）Osawa A, et al：Family participation can improve unilateral spatial neglect in

文献

patients with acute right hemispheric stroke. European neurology, 63 : 2170-2175, 2010.

86) Liu KPY, et al : A Systematic Review and Meta-Analysis of Rehabilitative Interventions for Unilateral Spatial Neglect and Hemianopia Poststroke From 2006 Through 2016. Arch Phys Med Rehabil, 100 : 956-979, 2019.

87) Robertson IH, et al : Rehabilitation of brain damage: Brain plasticity and principles of guided recovery. Psychol Bull, 125 : 544-575, 1999.

88) 原　寛美：回復期のステージにおける高次脳機能障害リハビリテーション治療．Jpn J Rehabil Med, 56：218-226，2019.

89) 水野勝広：半側空間無視のリハビリテーション－最近のトピックス－．JPN J Reha Med，53：626-636，2016.

90) Rossetti Y, et al : Prism adaptation to a rightward optical deviation rehabilitates left hemispatial neglect. Nature, 395 : 166-169, 1998.

91) 高橋伸佳：頭頂葉内側部の機能―道順障害の検討から―．高次脳機能研究，35：221-224，2015.

92) Aguirre GK, D'Esposito M : Topographical disorientation: a synthesis and taxonomy. Brain, 122 : 1613-1628, 1999.

93) 生方志浦，磯野　理・他：右後大脳動脈梗塞（内側後頭側頭葉領域）による街並み失認の一例―同時失認との関連性について―．高次脳機能研究，31(4)：384-392，2011.

94) Lloyd J, et al : Errorless learning of novel routes through a virtual town in people with acquired brain injury. Neuropsychol Rehabil, 19 : 98-109, 2009.

95) Culley C, et al : SMS text messaging as a means of increasing recall of therapy goals in brain injury rehabilitation : a single-blind within-subjects trial. Neuropsychol Rehabil, 20 : 103-119, 2009.

96) 橋本律夫，上地桃子・他：自己中心的地誌的見当識障害と道順障害―新しい視空間認知機能検査 card placing test による評価―．臨床神経学，56(12)，837-845，2016.

97) Barbara A, et al : Egocentric disorientation following bilateral parietal lobe damage. Cortex, 41 : 547-554, 2005.

98) 武田千絵，能登谷晶子・他：距離判断障害を呈した症例に対するリハビリテーションの経過．高次脳研究，35(2)：225-232，2015.

99) 宮村春菜，佐藤正之・他：進行方向を示した写真付き地図で改善がみられた道順障害の一例．認知神経科学，13(2)：189-197，2011.

5

認知機能改善の経頭蓋磁気刺激（rTMS）治療

1—非侵襲的脳刺激療法

非侵襲的脳刺激療法（Non-invasive brain stimulation：**NIBS**）は，頭蓋骨を通して大脳を刺激するために電気的・磁気的な誘導電流を用いる手法で，非侵襲的に損傷脳の活動性の増加と神経可塑性変化を目的に使用される手法である．その方法は，使用機器，刺激の方法，刺激プロトコールによって種類は様々である．ターゲットとなる脳領域に対して興奮性もしくは抑制性の活動を一時的に与えることができ，特に近年ではニューロリハビリテーションの分野において広く使用されている[1,2]．本章では，NIBS の一つである経頭蓋磁気刺激（rTMS）を主に記載する．

2—rTMS 治療

1. rTMS 治療の機序

経頭蓋磁気刺激法（repetitive Transcranial Magnetic Stimulation：**rTMS**）は円形もしくは 8 の字型のコイルに電流が流れるようになっており，ファラデーの電磁誘導の法則により，コイルと垂直方向に磁場が発生する[3]．これを頭蓋に当てることで，大脳皮質に過電流を引き起こし，介在ニューロンに作用して，大脳皮質から下行した脳幹，脊髄，末梢へと影響を及ぼす．近年ではこれを連続的に刺激することで大脳局所に機能変化が生じることがわかってきており，刺激部位，刺激頻度 [Hz]，刺激強度，刺激時間を設定することで，その刺激方法は自由自在である．一般的に 5 Hz 以上の高頻度刺激の場合は局所大脳を興奮させ，逆に 1 Hz 以下の低頻度刺激であれば，抑制効果を示すとされている（**図 5-1**）.

2. 脳卒中後遺症に対する rTMS 治療

Lefaucheur JP らの最新の報告から，脳卒中後遺症におけるエビデンスレベルについて**表 5-1** にまとめた．これよると脳卒中

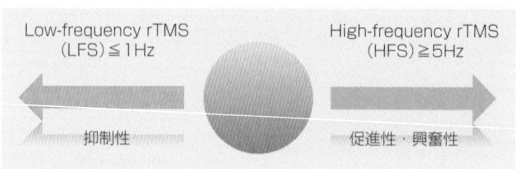

図 5-1　経頭蓋磁気刺激（rTMS）

表 5-1　脳卒中後遺症に対する rTMS 治療のエビデンスレベル

Level A（Efficacy）	上肢運動麻痺（急性期以降）	低頻度 rTMS 対側の一次運動野
Level B（Probable efficacy）	上肢運動麻痺（急性期以降）	高頻度 rTMS 病巣側の一次運動野
	運動性失語症（慢性期）	低頻度 rTMS 右 IFG
Level C（Possible efficacy）	上肢運動麻痺（慢性期）	低頻度 rTMS 対側の一次運動野

IFG：下前頭回　　　　　　　（Lefaucheur JP, 2020[1]，2017[2]）をもとに作成

後遺症において上肢については，急性期，対側に対する低頻度 rTMS が Level A とされ，急性期，病巣側に対する高頻度 rTMS が Level B であるとされている．慢性期，失語症に対しても同レベルであるとされている．これらの効果は，リハビリテーションと併用することで，失われた機能の再学習・再獲得が可能となるといわれており，上肢，失語症を中心に，いくつかの併用による効果が報告されている[4, 5]．そのため後述する認知機能障害に対する rTMS においても，認知リハビリテーションの併用は重要であるものと考えられる．

3. 脳卒中後の失語症に対する rTMS 治療と脳機能画像

これらの rTMS における研究の多くは，客観的な身体・言語機能評価に基づいた結果から報告されていることが多いが，実際に脳内でどのような変化が生じているのかに関する報告はあまりない．筆者らは，上肢麻痺，失語症において介入前後に，単一光子放射断層撮影（SPECT）を用いて，脳内の血流変化を測定した[6, 7]．特に失語症に関しては，急性期から慢性期にかけた失語症の回復過程の観点から，慢性期になるに従い右大脳半

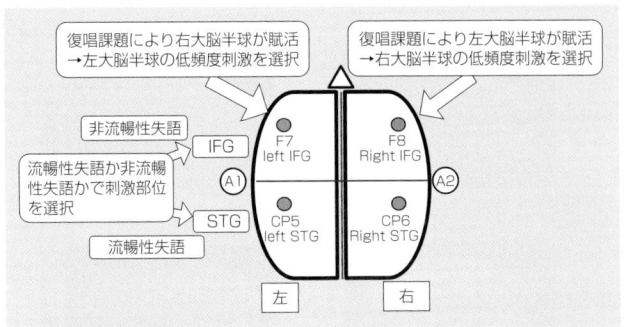

図 5-2　脳卒中後失語症患者に対する fMRI を用いた選択的低頻度 rTMS と
集中的言語療法　　　　　　　　　　　　　（Abo M, et al, 2012）[5] をもとに作成

球の活動の影響で大脳半球間抑制のアンバランスが生じ，結果
的に左大脳半球の言語領域周囲の賦活を阻害してしまうといわ
れている[8]．しかしながら，一部の研究者は損傷範囲に着目し
て，例えば MCA 領域の広範囲病巣の場合には，すでに言語領
域の広い範囲で損傷が及んでいるため，左大脳半球の言語領域
周囲が賦活する領域（room）がない可能性があり，このような
症例における言語機能の回復については議論の余地があること
が言及されている．つまり，失語症を対象とした rTMS におい
ては，その回復過程と言語賦活領域の同定による刺激部位と刺
激方法の検討が必要である．そのため安保らは，復唱課題によ
る fMRI の脳機能画像から脳賦活領域を同定し，その領域の賦
活を増加させる rTMS の手法により，有意な言語機能の回復を
報告している[5]（図 5-2）．また後者においては，復唱課題によ
る fMRI の評価に基づき，刺激部位を選択する手法を行い，介
入前後における言語関連領域の脳血流を求め，その側性化指数
（Laterality Index：L.I.）を計算し，介入前後における変化と言語
機能評価の変化を評価し，刺激部位と言語機能の変化には有意
な相関があることを証明した[7]．また，右大脳半球に対する低
頻度 rTMS と左大脳半球に対するそれとでは脳血流の変化部位
が異なることも示した．また fNIRS を用いても同様に刺激部位
における脳血流の変化を捉えた[9]（図 5-3）．つまり，脳損傷後
の rTMS においては，どの機能障害をターゲットにするにせよ，

2-rTMS治療

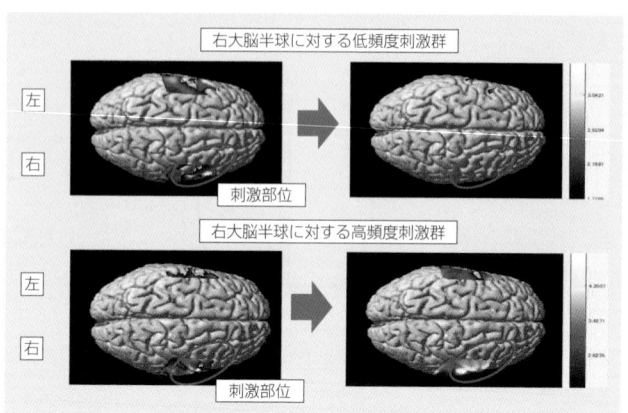

図 5-3 脳卒中後失語症に対する rTMS と集中的言語療法による fNIRS の
変化　　　　　　　　　　　　　　（Hara T, et al, 2017)[9] をもとに作図

機能の改善のみならず，脳機能画像の変化に基づく適切な評価
が重要である．

4. 高次脳機能障害を対象とした rTMS の治療戦略

　脳卒中後を中心とした認知機能障害に対する rTMS を行うた
めには，医師のみならず，療法士を含めて治療ストラテジーを
計画する必要がある（**図 5-4**）．rTMS の導入にあたっては，通
常の認知リハビリテーションに加えて，①脳機能画像を用いた
脳活動の検証，②多様な高次脳機能障害に対してどの機能の向
上を目指すか，③脳機能画像と神経心理学的検査に基づいた刺
激部位と刺激プロトコールの選択を決める必要がある．刺激部
位と刺激プロトコールの選択として重要な点は，安全性の確保
である．そのため，けいれん発作の誘発を避ける必要がある．
けいれんの既往歴のある症例は避けるべきであると同時に，高
頻度刺激はけいれんを誘発しやすいといわれているため，低頻
度刺激の導入も検討する．過去の報告によると，高頻度刺激の
刺激範囲は，刺激部位直下に集中する一方で，低頻度刺激の場
合には，脳内ネットワークを通じて広範囲に及ぶ可能性が示唆
されている[10, 11]．

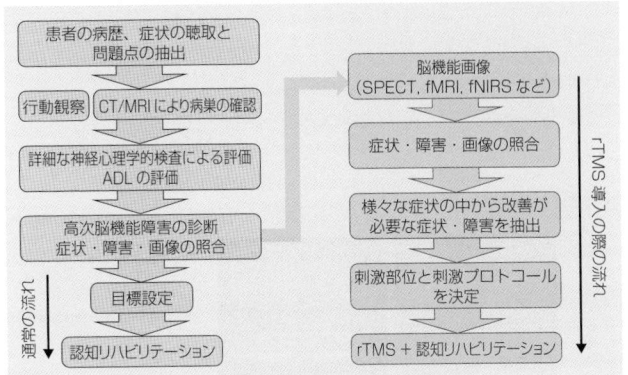

図 5-4 認知機能障害に対する rTMS と認知リハビリテーションの治療ス
トラテジー

5. 高次脳機能障害に対する rTMS 治療の経験

(1) 注意障害を対象とした rTMS と認知リハビリテーション

　注意障害に対する rTMS の刺激部位の選択は，注意障害の神
経学的メカニズムの観点から，選択が難しいといえる．しかし
ながら，後述する過去のエビデンスから前頭葉を中心とした活
動の亢進を促す刺激手法はよい選択かもしれない．筆者らは，
脳卒中後上肢麻痺の患者を対象に，健側大脳半球への低頻度刺
激により神経心理学的検査で TMT がどのように変遷するのか
確認を行ったところ，右麻痺（右低頻度 rTMS 群）では，TMT-B
にのみ介入前後で有意な改善が認められた[12]．一方で左麻痺
（左低頻度 rTMS 群）では，TMT-A, B ともに有意な変化はなかっ
た．TMT-B は，注意における set-shifting を反映するのみならず，
遂行機能も反映するとされている．またこの研究では刺激部位
を上肢機能の改善を目的に一次運動野としているにもかかわら
ず，注意機能に変化があった．これもおそらく，rTMS 後に認
める作用効果は個々の運動関連領域の興奮変化によって引き起
こされるものというより，むしろ脳全体のネットワークのリモ
デリングに基づいていると考えられる[11]．

(2) 記憶障害を対象とした rTMS と認知リハビリテーション

　60 歳代男性．バイクの自損事故により意識障害で救急搬送さ

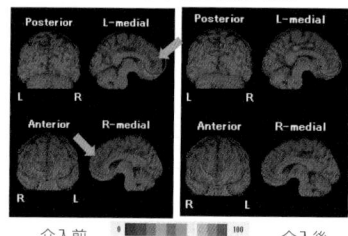

rTMS	目標設定
刺激部位：前頭前野	日付の誤りの改善
高頻度 rTMS 50%　2,400 発 / 日	時間の厳守
計 12 クール	記憶における誤りの改善
OT・ST	介助量の軽減
	買い物の自立

SPECT：相対的脳血流減少領域

➡ 刺激部位

◯ 血流変化領域

介入前　0 ▬▬▬▬▬ 100　介入後

	来院時	rTMS 前	rTMS 1 カ月後
MMSE	22/30		28/30
Trail Making Test A	126	111	85
B	136	165	126
RBMT	—	14/24	15/24

図 5-5　記憶障害に対する rTMS プロトコールと認知リハビリテーション　(Hara T, et al, 2017)[13]

れた症例も紹介する．外傷性のくも膜下出血で保存的加療の後に自宅退院するも，高次脳機能障害（記憶障害）を認めたためリハビリテーションを実施した．しかし，発症 1 年の時点で機能の向上が認められなくなり当院受診，6 カ月継続したリハビリテーションを行うが神経心理学的検査上プラトーであり，rTMS を検討した．頭部 MRI で前部帯状回に病変を認め，SPECT においても前頭葉内側の血流低下を認めた（**図 5-5**）．刺激部位を前頭前野，刺激プロトコールを高頻度刺激と定め，その他目標設定を行い，認知リハビリテーションを併用した．これにより神経心理学的検査の変化と，SPECT による脳血流の変化が認められた[13]．

(3) エイリアンハンドに対する rTMS と認知リハビリテーション

60 歳代男性．左前頭葉内側部梗塞を発症し，これにより右上

5：認知機能改善の経頭蓋磁気刺激（rTMS）治療

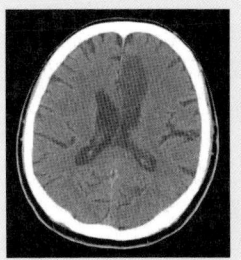

エイリアンハンドに対する
認知リハビリテーション

①動作時には一息おく，複雑な動作前に十分なリラクセーションを図る

②患側上肢を机の下で柱に握らせ，使用しないようにする

③十分得している動作を中心に行う

④患側上肢を使用するときは，常に視覚的確認を行う

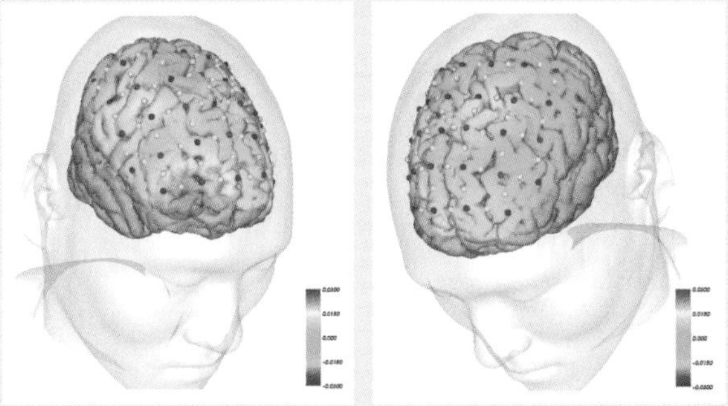

頭部 CT．脳梁を含む左前頭葉内側面に梗塞巣を認める．

入院時麻痺側手指タッピング

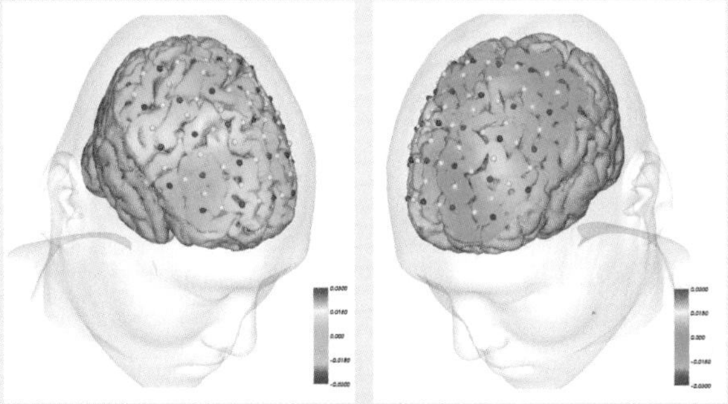

退院時麻痺側手指タッピング

fNIRS における画像所見

図 5-6　エイリアンハンドに対する rTMS と認知リハビリテーション

下肢麻痺を生じた症例を紹介する（**図 5-6**）．発症後 2 カ月から

右手の強迫的把握などのエイリアンハンドの症状が出現した．回復期リハビリテーションにより在宅復帰するが，症状継続のため発症から1年3カ月後に上肢麻痺に対するrTMS（健側大脳半球の一次運動野に対する低頻度刺激）とリハビリテーションを実施した．図5-6の表にエイリアンハンドに有効な認知リハビリテーション戦略を併用した[14]．これにより上肢機能の改善に加えて，他人の手徴候や強制把握の減少に加えて，fNIRSでの右前頭前野における賦活の著しい減少が認められた．fNIRSの結果から本症例の上肢機能の改善と症状の改善には，前頭葉内側面，補足運動野，一次運動野の脳内ネットワークのリモデリングが関与していると推察される．

3─高次脳機能障害に対する NIBS のエビデンス

脳卒中後うつ（Post-stroke Depression：PSD）は，脳卒中患者の33％程度に認められるとされている[15]．一方で**アパシー**は，自発的低下，病識欠如，無力感を特徴とする症状であり，PSDとアパシーは過去の報告から，症状がオーバーラップし，気分障害を呈する患者のうち30％弱がそれにあたるとされている[16]．PSDに対するrTMSのレビューによると，抽出された論文のすべてで左のDLPFCが選択されていた[17]．一方で脳損傷のアパシーをターゲットとした報告は少なく，佐々木らが行った前部帯状回を刺激部位に高頻度刺激を実施した1編のみである[18]．Cummingはアパシーの行動に関わるネットワークを前頭葉皮質-皮質下回路として，少なくとも3つ存在するとしている（**図**

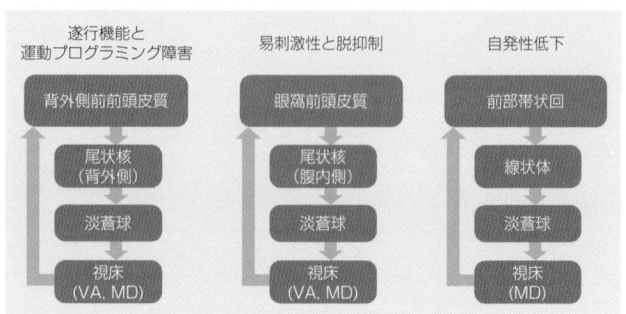

図 5-7　アパシーの病態に関わる3つの前頭葉皮質-皮質下回路

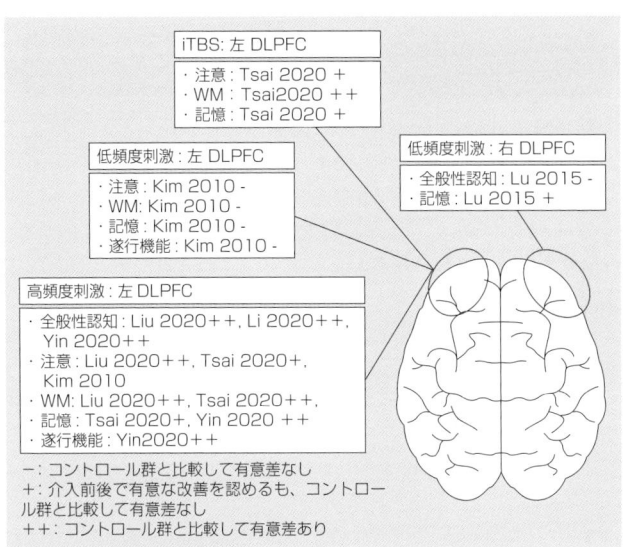

DLPFC: 背外側前頭前野

図 5-8　脳卒中後認知機能障害に対する rTMS の過去の報告

（Hara T, et al, 2021）[19] をもとに作成

5-7）. ①遂行機能と運動プログラミング障害, ②易刺激性と脱抑制, ③自発性低下の3つとしているが, ①の経路は PSD の刺激ターゲットである DLPFC が関係し, ③の経路は佐々木らの行った前部帯状回が関係している. 本領域はいまだに画像的見地からの報告がないため, 今後の成果が待たれるところである.

　筆者らが行った脳卒中後の認知機能障害を対象とした rTMS のシステマティックレビューによると, rTMS に関しては, 注意, ワーキングメモリー, 記憶, 全般性認知機能のすべての項目でコントロール群と比較して有意な結果であった[19]. また, 刺激部位と効果の関係をみると, 比較的前頭葉を賦活する刺激で効果がある結果であった（**図 5-8**）.

4─ニューロモデュレーションの研究における倫理的問題

わが国においては，2018 年に**臨床研究法**が施行され，保険収載されていない未承認機器による適応外使用による研究が困難になった．そのため，認知機能障害に対する rTMS の効果に関する研究をわが国で行うには高いハードルが現行存在する．rTMS はニューロリハビリテーション，ニューロモデュレーション（NM）の一つとして広く認識されているが，NM の認知機能に対する治療効果の期待が高まるにつれて，脳内情報を変化させる可能性のあるこれらの手法は，倫理的側面，また患者の自己決定権の観点に十分に配慮する必要がある．またこれらの整備は今後の課題である．

（原　貴敏）

■文献

1）Lefaucheur JP, et al : Evidence-based guidelines on the therapeutic use of repetitive transcranial magnetic stimulation（rTMS）: An update（2014-2018）. Clin Neurophysiol, 131（2）: 474-528, 2020.

2）Lefaucheur JP, et al : Evidence-based guidelines on the therapeutic use of transcranial direct current stimulation（tDCS）. Clin Neurophysiol, 128（1）: 56-92, 2017.

3）Barker AT : The history and basic principles of magnetic nerve stimulation. Electroencephalogr Clin Neurophysiol, 51 : 3-21, 1999.

4）Kakuda W, et al : Combination Protocol of Low-Frequency rTMS and Intensive Occupational Therapy for Post-stroke Upper Limb Hemiparesis : a 6-year Experience of More Than 1700 Japanese Patients. Transl Stroke Res, 7（3）: 172-179, 2016.

5）Abo M, et al : Effectiveness of low-frequency rTMS and intensive speech therapy in poststroke patients with aphasia : a pilot study based on evaluation by fMRI in relation to type of aphasia. Eur Neurol, 68（4）: 199-208, 2012.

6）原　貴敏・他：脳卒中後上肢麻痺に対する低頻度反復性経頭蓋磁気刺激と集中的作業療法の併用療法が脳血流に及ぼす影響について．Jpn J Rehabil Med, 50 : 36-42, 2013.

7）Hara T, et al : Effects of low-frequency repetitive transcranial magnetic stimulation combined with intensive speech therapy on cerebral blood flow in poststroke aphasia. Transl Stroke Res, 6（5）: 365-374, 2015.

8）Heiss WD, et al : A proposed regional hierarchy in recovery of post-stroke aphasia. Brain Lang, **98** : 118-123, 2006.

9）Hara T, et al : The Effect of Selective Transcranial Magnetic Stimulation with Functional Near-Infrared Spectroscopy and Intensive Speech Therapy on Individuals with Post-Stroke Aphasia. Eur Neurol, 77 : 186-194, 2017.

10) Sale MV, Mattingley JB, et al : Imaging human brain networks to improve the clinical efficacy of non-invasive brain stimulation. Neurosci Biobehav Rev,. 57, 187-98, 2015.

11) Grefkes C, et al : Reorganization of cerebral networks after stroke : new insights from neuroimaging with connectivity approaches. Brain, 134 : 1264-1276, 2011.

12) Hara T, et al : Does a combined intervention program of repetitive transcranial magnetic stimulation and intensive occupational therapy affect cognitive function in patients with post-stroke upper limb hemiparesis? Neural Regen Res,. 11 : 1932-1939, 2016.

13) Hara T,et al : Improvement of higher brain dysfunction after brain injury by repetitive transcranial magnetic stimulation and intensive rehabilitation therapy : case report. Neuroreport, 28 : 800-807, 2017.

14) 原　貴敏・他 : 脳卒中後 Alien hand syndrome に対する低頻度反復性磁気刺激療法と集中的作業療法 . Jpn J Rehabil Med, 51 : 228-233, 2014.

15) Hackett ML, et al : Frequency of depression after stroke : a systematic review of observational studies. Stroke, 36 : 1330-1340, 2005.

16) Levy R. Apathy : a pathology of goal-directed behaviour : a new concept of the clinic and pathophysiology of apathy. Rev Neurol（Paris）, 168 : 585-597, 2012.

17) Bucur M, et al : A systematic review of noninvasive brain stimulation for post-stroke depression. J Affect Disord, 238 : 69-78, 2018.

18) Sasaki N, et al : The Efficacy of High-Frequency Repetitive Transcranial Magnetic Stimulation for Improving Apathy in Chronic Stroke Patients. Eur Neurol, 78 : 28-32, 2017.

19) Hara T, et al : The Effect of Non-Invasive Brain Stimulation（NIBS）on Attention and Memory Function in Stroke Rehabilitation Patients : A Systematic Review and Meta-Analysis. Diagnostics（Basel）, 11 : 227, 2021.

文献

認知機能改善の運動療法

1—運動負荷・習慣が認知機能の改善につながるエビデンスとその機序

1. 運動・身体活動と認知機能の関連性

『脳卒中治療ガイドライン2021』[1]の高次脳機能障害の項目には，脳卒中発症後に，認知機能障害の有無や程度を評価することは推奨度A（行うよう勧められる・行うべき）となり，認知機能障害に対して，有酸素運動を行うことや身体活動を増やすことが推奨度B（行うことは妥当である）と追加された．2020年に世界保健機関（WHO）から発表された『身体活動・座位行動ガイドライン』では，積極的な運動への取り組みが認知機能低下の抑制に寄与すると示唆されている（**表6-1**）[2]．座りっぱなしを減らし，個人に適した身体活動の種類と量を提供していく必要がある．ガイドラインにおいても，身体活動の重要性が指摘されている．

ICD-10のコードでは，認知症はF00，高次脳機能障害はF04（記憶障害）・F06（注意・遂行機能障害）・F07（社会的行動障害）となっている．このため，認知症と高次脳機能障害は異なる疾患名として対応する必要があるが，参考として『認知症疾患診療ガイドライン2017』[3]によると，軽度認知障害（mild cognitive impairment：MCI）の高齢者が運動に積極的に取り組むことは，認知機能の低下を抑制するという中等度のエビデンスがあり，強く推奨されている．

2. 認知機能改善につながる運動の効果

運動や身体活動は，直接的な認知機能改善への効果以外に，認知機能低下に関わる危険因子である身体活動の低下，社会的接触の低下，高血圧，糖尿病，肥満，うつ病の予防にも効果を示している．これらの危険因子に対して，運動療法や身体活動の実践が抑制につながるとされている．また，認知機能を低下させないための防御因子として適度な運動，余暇活動，社会的

表 6-1　障害のある成人（認知機能に障害をもつ者を含む）の推奨される運動

運動の種類	強度	習慣
有酸素性身体活動	中強度の有酸素性の身体活動	少なくとも週に 150〜300 分
	高強度の有酸素性の身体活動	少なくとも週に 75〜150 分
筋力向上活動	主要筋群を使って中強度以上の筋力増強運動	少なくとも週に 2 日
マルチコンポーネント身体活動	中強度以上の強度で機能的なバランスと筋力トレーニングを重視した多様な要素の身体活動	少なくとも週に 3 日
有酸素性身体活動[*1]	中強度の有酸素性の身体活動	少なくとも週に 300 分以上
	高強度の有酸素性の身体活動	少なくとも週に 150 分以上

[*1] 条件付き奨励，中等度のエビデンスレベル
・身体活動は少しずつ行い，時間をかけて徐々に頻度，強度，持続時間を増やしていくべきである
・個人の現在の活動レベル，健康状態，身体機能に応じて適切に身体活動を行う場合には，大きなリスクはなく，健康効果がリスクを上回る

参加，精神活動，認知訓練があげられている[3]．

　脳卒中後の身体活動の増加も認知能力を向上させる[4]．身体活動の増加には有酸素運動が有効とされ，自転車トレーニング，トレッドミルウォーキング，太極拳，ヨガ，複合運動などに加えて，社会的な活動への参加も誘導していく必要がある．

2―運動が認知機能に及ぼす影響

　運動が認知機能に及ぼすメカニズムとして，①生物学的（内分泌機能，シナプス機能など），②行動学的（睡眠など），③社会心理学的（抑うつなど）の面が考えられる[5]．

　現在，解明されている運動が脳機能へ及ぼす影響として，①脳由来神経栄養因子（brain derived neurotrophic factor：BDNF）の脳内での活性，②ドーパミンによる記憶システムの賦活，③脳血流の改善，④神経炎症反応の軽減，⑤酸化ストレスの軽減が，多要因による影響で運動における認知機能低下の抑制要因として期待されている（**表 6-2**）[6]．これらが認知機能を改善するメカニズムとして関わり，運動によって直接脳内活動へ影響を及ぼすとされる（**図 6-1**）[7]．

表 6-2　運動が認知機能に及ぼす影響

運動による効果	概要
脳由来神経栄養因子（BDNF）の脳内活性	脳内の BDNF 濃度の低下と認知機能の低下に関連性があることが指摘されている．習慣的な運動は海馬の BDNF を活性化させ，海馬の神経細胞新生の促進，海馬の体積増加や加齢に伴う海馬の体積減少に保護的に働く．
ドーパミンによる記憶システムの賦活	ドーパミンの情報伝達は学習・記憶に重要である．レジスタンス運動は，神経伝達物質（ドーパミンなど）と内分泌代謝を刺激し，脳血管再生と脳の灰白質容積増量を促進し，記憶や注意などの認知機能低下を予防または遅延させる．
脳血流の改善	全体や局所の脳血流量の低下によって認知障害の領域と関連することが指摘されている．有酸素運動の介入によって介入群は前帯状皮質および前頭前野の脳血流を改善し，特に記憶力の改善に寄与する．
神経炎症反応の軽減	神経炎症は認知機能低下を引き起こす．この炎症に関与するミクログリアで，運動によってミクログリアの表現型を調整し抗炎症を誘発する効果が指摘されている．
酸化ストレスの軽減	適度な運動や積極的な身体活動は酸化還元を促し，身体機能のみならず，脳内の酸化ストレスを軽減させ，認知機能の改善に寄与することが期待される．

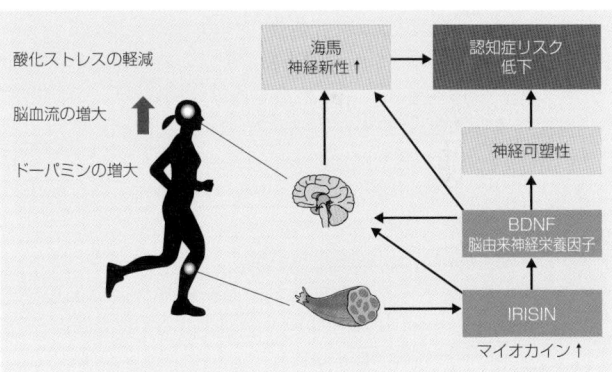

図 6-1　運動が認知機能を改善するメカニズムの一例　　(桜井，2022)[7]

3—認知機能改善に寄与する運動療法

1. 高次脳機能障害にはどのような運動負荷が適切か

　脳卒中後の身体活動の増加が認知能力を向上させるエビデンスが蓄積されてきている[8]．適切な有酸素運動の頻度と強度，あるいは種類についての結論はないが，最も報告が多い運動は，太極拳，ヨガ，自転車トレーニング，トレッドミルウォーキングなどの複合運動であり，これらを取り入れて実践していくことが推奨されている．時間は30〜90分／セッション，週3〜5回，8〜12週間の介入研究が多い．また，脳卒中生存者が身体活動を行うためには，認知機能が損なわれていないことが重要である[9]．そのため，身体機能の改善に加えて認知機能を意識した運動療法が重要となる[10]．

　認知障害に対する運動療法として有用な手法には，有酸素運動とレジスタンス運動があげられる[11-13]．先行研究のメタ分析の結果，有酸素運動またはレジスタンス運動（中等度〜高度の強度）で平均60分間，3回/週，25週間行われており，「ややきつい」よりも「強い中等度から高度」の運動強度で，少なくても週1回，150時間以上，6週間実施することが提案されている[13]．その他，多くの報告をまとめると運動時間は45分以上，週5回以上の実施で高い効果が得られ，運動強度は中等度以上の運動で実施を4〜12週と短期間でも効果が得られている．有酸素運動の種類として，多くはウォーキングが採用され，簡単に実施可能な方法である．

　レジスタンス運動は筋力負荷量を調整して6〜8回を2セットとする．それに加えて，有酸素運動では屋外歩行にてトレーニング強度を年齢別の目標心迫数の約40％に設定して開始し，最初の12週間で70〜80％まで上げることとし，それぞれ1回60分（ウォームアップ10分とクールダウン10分を含む）を週2回，6カ月実施するプログラムが報告されている[14]．

2. 運動療法を取り入れた介入による認知機能の改善

　わが国ではコグニサイズ（URL：https://www.ncgg.go.jp/ncgg-overview/pamphlet/p-koguni.html）という方法が国立長寿医

療研究センターにより開発されている[5]．これは全身で有酸素運動を行いながら，計算課題（逆算など）や言語課題（しりとりなど）を同時に行う認知リハビリテーションである．二重課題は運動面以外に認知面の効果についても支持されている．高齢者になると大脳の負荷が強まり，運動の自動化が阻害される．認知課題を課しながら運動を行うことで，大脳の予備能を高めることが期待される．

コグニサイズを取り入れた RCT では，介入期間約 10 カ月，週 1 回 90 分によって，記憶機能や言語流暢性の向上，全体的な認知機能や脳萎縮は対照群と比較して維持する効果が認められた[15]．運動による身体活動の促進のみではなく，認知的な刺激を伴う活動を付加することで，より効果的な成果が期待される．

4─高次脳機能障害のためのチームアプローチ

高次脳機能障害に対しては，リハビリテーションチームが総合的なアプローチを実践していく必要がある．認知機能低下に対して運動が有効であることから，認知機能練習だけでなく，理学療法士を中心とした運動指導が重要となる．運動プログラムは専門家の指導のもとでの実施に信頼性と再現性が担保されており，日常生活活動の自己管理や食生活の指導など，それについてのアドバイスも重要となる．

高次脳機能障害に対するリハビリテーションにおいては包括的全人的神経心理学的プログラムが推奨されている．具体的には個別の認知行動療法，目標設定のマネージメント，コンピューターの支援による練習（computer-assisted training）の重要性が強調されている．加えて，メタ認知に対する介入，エラーレスラーニング，気づき（awareness）に対する対応，運動療法が推奨されている[10]（4 章図 4-3 参照）．これらを実践していくためには，組織化された多職種の連携が重要となる．

1 章表 1-8 に包括的全人的認知リハビリテーションとして，「認知訓練（個別訓練と集団訓練）＋PT，OT，ST 訓練」が示されているが，なかでも理学療法士は運動負荷のエビデンスに依拠して，運動療法の指導を行うことで高次脳機能障害リハビリテーションにおける不可欠なメンバーとなることが期待される．

(松田雅弘)

■文献

1) 日本脳卒中学会 脳卒中ガイドライン委員会（編）：脳卒中ガイドライン 2021. 協和企画, 2021.
2) Bull FC, Al-Ansari SS, et al : World Health Organization 2020 guidelines on physical activity and sedentary behaviour. Br J Sports Med, 54: 1451-1462, 2020.
3) 日本神経学会「認知症疾患診療ガイドライン」作成委員会編：認知症疾患診療ガイドライン 2017. 医学書院, 2017. ppl33-136.
4) Cumming TB, Tyedin K, et al : The effect of physical activity on cognitive function after stroke : a systematic review. Int Psychogeriatr, 24 : 557-567, 2012.
5) 牧迫飛雄馬, 赤井田将真：認知機能低下に対する運動療法の効果. Current Therapy, 39 : 656-661, 2021.
6) Valenzuela PL, Castillo-Garcia A, et al : Exercise benefits on Alzheimer's disease: State-of-the-science. Ageing Res Rev, 62 : 101108, 2020.
7) 桜井良太：運動と認知症. バイオフィードバック研究, 2022. pp59-64.
8) Zheng G, Zhou W, et al : Aerobic Exercises for cognition rehabilitation followingstroke : a systematic review. J Stroke Cerebrovasc, 25 : 2780-2789, 2016.
9) Viktorisson A, Andersson EM, et al : Levels of physical activity before and after stroke in relation to early cognitive function. Sci Rep, 11(1) : 9078, 2021.
10) 原　貴敏：高次脳機能障害の対応　リハビリテーションの効果と予後予測は？ MB Med Reha, 276 : 185-190, 2022.
11) Song D, Yu DSF, et al : The effectiveness of physical exercise on cognitive and psychological outcomes in individuals with Mild cognitive impairment: a systematic review and meta-analysis. Int J Nurs Stud, 79 : 155-164, 2018.
12) Biazus-Sehn LF, Schuch FB, et al : Effects of physical exercise on cognitive function of older adults with mild cognitive impairment: a systematic review and meta-analysis. Arch Geronto 1 Geriatr, 89 : 104048, 2020.
13) Lee J: Effects of aerobic and resistance exercise interventions on cognitive and physiologic adaptations for older adults with mild cognitive impairment: a systematic review and meta-analysis of randomized control trials. Lnt J Environ Res Public Health, 17 : 9216, 2020.
14) Nagamatsu LS, Chan A, et al : Physical activity improves verbal and spatial memory in older adults with probable mild cognitive impairment: a 6-month randomized controlled trial. J Aging Res, 86 : 861893, 2013.
15) Shimada H, Makizako H, et al : Effects of Combined Physical and Cognitive Exercises on Cognition and Mobility in Patients With Mild Cognitive Impairment: A Randomized Clinical Trial. J Am Med Dir Assoc, 19 : 584-591, 2017.

生活期における包括的支援

1─生活期の支援

1. 退院後に起こりやすい社会的課題

高次脳機能障害に対するリハビリテーションは，急性期から回復期のステージでは認知機能障害と併存する身体機能の改善に主眼がおかれることが多い．その後の生活期においては，認知機能の改善の援助とともに，さらに自立生活支援や就労支援などを加えた視点の継続性が求められ，新たなステージへと移行する．

入院中は医療スタッフの継続的サポートのもと，決められたスケジュールにそって安定した環境で生活を送るため，認知や行動の障害がさほど問題にならないことがある．また認知や行動の障害は外見からはわかりにくく，周囲から理解されにくいばかりでなく，当事者も気づかないことが多い．

退院後に家庭や職場において，受障前と同じ役割を期待されることによって，社会的行動障害の症状が顕在化することもある．この社会的行動障害は，必要な援助が得られないなど，環境との相互作用によって起こってくる症状と考えられる．これら退院後に起こってくる様々な問題を予測し，適切な社会支援サービスの利用へつなげることが，主治医とリハビリテーション担当者の責務である．

2. 高次脳機能障害者が利用できる障害福祉サービス

高次脳機能障害は，障害者総合支援法に規定される**障害福祉サービス（自立支援給付と地域生活支援事業）**の対象であり，精神障害者保健福祉手帳か身体障害者手帳，あるいは医師による高次脳機能障害の診断書があれば，障害福祉サービスの支給申請をすることができる（**表7-1**）．

原則として，介護保険サービスの利用が優先されるが，介護保険のなかに該当するものがないサービスの利用が可能となる．高次脳機能障害者が社会参加をするうえで活用が期待されるの

表 7-1　高次脳機能障害者の原因疾患・年齢と利用できるサービス

		障害福祉サービス 自立訓練，就労系サービスなど		介護保険	
脳血管疾患	18 歳以上 40 歳未満	○			
	40 歳以上 65 歳未満	原則介護保険が優先だが，介護保険にないサービスの利用ができる		40 歳以上	○
外傷性脳損傷 脳腫瘍 脳炎など	18 歳以上 65 歳未満	○		65 歳以上	○

は，**自立訓練**と**就労支援系**のサービスである．

2─自立支援

1. 自立訓練によるリハビリテーション

　「自立訓練」は自立支援給付のなかの訓練等給付に位置づけられ，自立した日常生活または社会生活ができるように，一定期間，身体機能または生活能力の向上のために必要な訓練を提供することを目的としたサービスである．自立訓練には生活訓練と機能訓練があり，高次脳機能障害者は**生活訓練**の対象となるが，身体障害をあわせもつ場合は**機能訓練**の対象にもなる．一般的に機能訓練では個別でのリハビリテーションを行う場合もあるが，生活訓練ではグループでの支援が中心になる（**表7-2**）．

　自立訓練を利用する高次脳機能障害者の目標は，大きく復職や新規就労を目指す場合と，就労ではなく社会生活への復帰を目指す場合に分けられる．就労や社会生活への復帰の準備として，少しずつ通所の日数や時間を増やして生活リズムを整えること，コミュニケーション力を高めることや公共交通機関の利用が一人でできるようになることなど，様々なプログラムを通して認知訓練を進めていくことをリハビリテーションの目標とする．**表 7-3** に当施設（東京リハビリテーションセンター世田谷）で実施している生活訓練グループのプログラムを紹介する．

表 7-2a　高次脳機能障害者が利用できる自立訓練サービス

	訓練内容	利用期間	実施場所
生活訓練	日常生活や社会生活に必要な手段を理解し，代償手段の利用やスケジュール管理，コミュニケーション力などを身につけ，生活力を高めることを目標とした訓練を行う．	2年以内	都道府県立のリハビリテーションセンターおよび市区町村の障害者福祉センター，または各都道府県および政令指定都市に指定申請を行い認可を受けた民間事業所．（ただし，高次脳機能障害に特化したプログラムの実施をしていない事業所もあるため，個々に確認をする必要がある）
機能訓練	日常生活や社会生活を送るうえで必要な体力や耐久性を身につける．また，公共交通機関の利用訓練を行う．	1年6カ月以内	

表 7-2b　高次脳機能障害者が利用できる自立訓練サービス

問い合わせ窓口	利用対象者	利用者負担費用
問い合わせ：住民票がある市区町村役所の保健福祉課障害支援係．申し込み：利用申し込み書とサービス等利用計画を提出する．サービス等利用計画は担当の障害福祉サービスの相談支援専門員が作成する場合と利用者本人が作成するセルフプランがある．	障害者手帳あるいは高次脳機能障害の診断のある者で，障害福祉サービス受給者証発行の対象となる者．	利用者負担費用＝訓練サービス費（1割）×利用日数＋食費（実費）訓練サービス費は時間単位ではなく，日単位で算定される．機能訓練約750円/日，生活訓練約700円/日に一カ月の利用日数をかけたものが一カ月の訓練サービス費利用料である．

2．高次脳機能障害者のグループ訓練

図 7-1 に生活訓練利用者の1週間のスケジュール例を示す．就労や社会参加など各利用者の目的や機能障害の程度を考慮して，参加するグループを決定している（図 7-2）．

(1) グループ訓練の目的・環境設定

各生活訓練グループにおける実施内容や方法，目的設定例を表 7-4，7-5 に示す．各グループの目的設定は職業準備性ピラミッド[1]に依拠し段階づけをする．職業準備性ピラミッドは，就労に必要な能力を5つの階層構造で示したものである．図 7-3 に職業準備性ピラミッドの各要素の概要と具体例を示す．

職業準備性ピラミッドでは，健康管理など土台の部分にあたる機能から職業適性能力まで，今の能力を段階づけて確認し，

表7-3 高次脳機能障害の生活訓練プログラム

グループと定員	スタッフ	プログラム	支援目標
高次脳調理グループ① (定員8)	作業療法士3 言語聴覚士1	メニュー決め、レシピ作成や買い物などの役割分担。調理場や器具の確認。調理活動まで一連の作業を集団で行う	役割意識や対人技能、作業遂行力、スケジュール管理、金銭管理
高次脳グループ① マイメニュー	作業療法士3	時間内に運動やプリントなどを利用者本人が決めて行う	計画性、スケジュール管理
高次脳グループ② 外出 (定員8)	作業療法士2 言語聴覚士1	費用や所要時間を考慮した外出先と交通機関や昼食場所の選定。当日のスケジュール決め、外出活動までの一連の作業を集団で行う	役割意識や対人技能の向上。作業遂行力。スケジュール管理。金銭管理。耐久性。公共交通機関の利用
高次脳グループ② スピーチ	作業療法士2 言語聴覚士1	決められた時間内に近況やニュース報告を行う。聞き手はポイントのメモを取りながら聞く	聞き手が理解しやすい情報提供の仕方を学ぶ、必要な情報を捉えてメモを取る
就労準備グループ (定員10)	作業療法士3	数値チェック、ピッキング、コード入力、売買明細の集計作業、書類作成などの課題を時間内に行う	作業の正確性、計画性、作業スピード、順書活用
失語症グループ (定員8) 軽度失語症者対象	言語聴覚士2	近況報告、ニュース発表、テーマにそった話し合い	言語理解力。必要な情報をまとめ聞き手に伝える。等についての情報共有
自習グループ (定員10)	生活支援員2	プリント課題など個々に準備された課題に取り組む	地域生活や就労・復職に向けた生活リズムの安定練

（東京リハビリテーションセンター世田谷自立訓練事業所）

	月	火	水	木	金
9時	送迎バスまたは自己通所				
10時	マイメニュー ウォーキング PC操作練習 調理訓練準備	休み	基礎体力向上 グループ	失語グループ (定員8名)	就労訓練 グループ (定員8名)
11時					
12時			昼休憩		
13時	高次脳グループ 調理 (定員8名)		屋外歩行 グループ	自習	自習
14時					
15時	送迎バスまたは自己通所				

図 7-1 スケジュールの一例（生活訓練利用者の例）

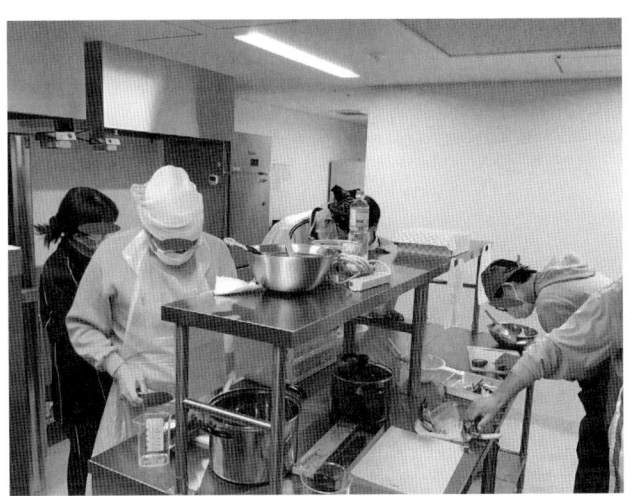

図 7-2 グループ訓練の参加例

次の目標を視覚化するのに活用できる.

　当施設における，職業準備性ピラミッドをもとにしたグループごとの訓練目標を**図 7-4**に示す．高次脳グループでは話し合いや実習を通して対人技能の向上を目指し，就労準備グループではスタッフへの報告・連絡・相談などルールを守ることを通して，その上の段階である基本的労働習慣や職業適性を高めることを目指す．基礎部分である健康管理や生活リズムの安定を

表 7-4　調理訓練グループ例

	実施内容	方法	目的
1週目	ジャンル・メニュー決め	・2〜3人で1グループ	社会参加へ向け
2週目	役割分担・道具・場所決め	・話し合い・協力しなが	た対人技能・社
3週目	買い出し担当決め	ら1品作成する.	会性の向上
4週目	調理実習		

(東京リハビリテーションセンター世田谷)

表 7-5　就労準備グループ例

実施内容	方法	目的
各種就労作業 ・ボールペン組み立て ・ネジの袋詰め ・売掛明細の集計作業 ・コード入力（PC使用） ・ピッキング 　　　　　　　など	・OTが用意した課題は「仕事」と 　して提供する. ・利用者は作業報告書に実施する 　内容や休憩時間, 振り返り時の 　自己評価を記載する. ・質問事項や作業終了時は適宜ス 　タッフに報告・相談する. ・始業・終業の際の挨拶や掃除は 　グループメンバー全員で行う.	・就労に向けた基 　本的労働習慣を 　身につける ・職業適性を高め 　る.

(東京リハビリテーションセンター世田谷)

①健康管理：疾病を適切にコントロールする	・定期的に通院する ・毎日忘れずに薬を飲む ・自身の疲労や不調のサインに気がつく
②生活リズム：日常生活を自分で管理する	・就寝, 起床時間を一定にする ・生活費を計画的に使用する ・外出前に身だしなみを整える
③対人技能：相手と適切なコミュニケーションをとる	・他利用者やスタッフへ挨拶をする ・状況に応じた言葉遣いをする ・周囲のペースに合わせる
④基本的労働習慣：集団のルールやマナーを守る	・不明点は相談する ・欠席時は事前に連絡する
⑤職業適性：生産性のある仕事をする	・明細書を素早く確認する ・上下左右を揃えて封書する

図 7-3　職業準備性ピラミッドの各要素と具体例

7：生活期における包括的支援

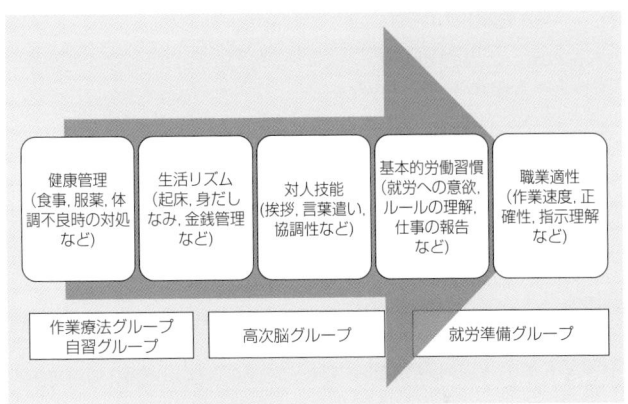

健康管理
(食事, 服薬, 体
調不良時の対処
など)

生活リズム
(起床, 身だし
なみ, 金銭管理
など)

対人技能
(挨拶, 言葉遣い,
協調性など)

基本的労働習慣
(就労への意欲,
ルールの理解,
仕事の報告
など)

職業適性
(作業速度, 正
確性, 指示理解
など)

作業療法グループ
自習グループ

高次脳グループ

就労準備グループ

図 7-4　グループごとの訓練目標　（東京リハビリテーションセンター世田谷）

目的とするグループでは, より負担なく楽しんで参加できる内
容のプログラムで構成し, グループへの安定した参加を促す.

ここでは**表 7-6, 図 7-5** に示すように, 記入シートを活用し
ながらグループ訓練を進めている. 記入シートを使用すること
で, 話し合いをしている箇所や調べる項目が可視化できるため,
注意障害や記憶障害, 遂行機能障害がある利用者でも話し合い
に参加しやすくなる.

(2) グループ訓練の運営における注意点

グループ訓練を運営するうえでは, 対象者の設定や情報共有
方法・スタッフの技術などにも留意していく必要がある.

①対象者をどのように決めるか

事前に対象者を設定しておくことは, 以下の面から重要であ
る.

・グループ訓練に参加することで, 目的を達成する.
・極端な失敗体験による自己効力感の低下を防ぐ.
・利用者間のトラブルを防ぐ.

本人の能力を超えたグループに入ってしまうと, できないこ
とが増えて他の利用者と比べてしまうため, 自己効力感の低下
が懸念される. また, 社会行動障害が強い利用者の受け入れに
ついても慎重な姿勢が求められる. グループに参加している利
用者との相性や起こりうるトラブルと対処法が議論されていな

2-自立支援

表 7-6　高次脳外出グループ

	高次脳外出グループ活動内容	記入シートの例
第1週 目的地を 決める	①予め2カ所以上の外出先候補地を出 　しておく. ②所要時間, 運賃, 乗降駅の乗降者数 　等の条件を考慮し, 話し合いで1カ 　所に決定する.	外出決め シート （図 7-5a）
第2週 昼食場所を 決める	①最寄駅と目的地の位置関係を地図で 　把握しておく ②値段や目的地からの距離等を考慮し, 　昼食場所の候補をあげる. ③話し合いで1カ所に決定する.	昼食場所 決めシート （図 7-5b）
第3週 当日のスケ ジュールと 交通機関を 決める	①運賃や所要時間等を考慮し, 往復に 　利用する交通機関を調べる. ②目的地での行程を決める. ③話し合いで, 全体のスケジュールを 　決める. ④利用者がしおりを作成する. ⑤当日の持ち物確認をする.	行き方決め シート （図 7-5c）
第4週 外出実行	①持ち物確認（ICカードの残金, 障害 　者手帳, お金, 水など） ②外出実行 ③振り返り	振り返り シート （図 7-5d）

（東京リハビリテーションセンター世田谷）

いと, 他の利用者に悪影響を与えてしまうことがある.

②スタッフ間の情報共有

　グループ訓練は, 心理職や生活支援員, 作業療法士等の多職種が運営するため, 話し合いによる密な情報共有が必要である. 話し合う内容の例を以下に示す.

　　・グループ・利用者の目的
　　・利用者への対応方法
　　・スタッフ間の役割分担
　　・プログラム内容, 環境設定

　惰性で運営しないためにも, 定期的にグループ全体の目的を見直し・共有するようにしたい. また各利用者の担当スタッフを定め, 個別に決めた目的も共有する必要がある. 各利用者が何のためにグループ訓練に参加しているのかが共有できれば,

7：生活期における包括的支援

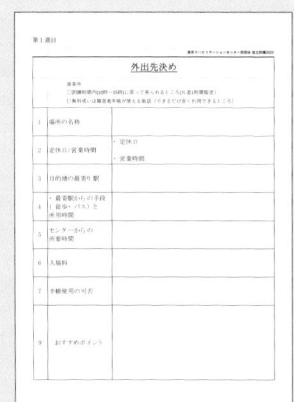

a. 外出先決めシート

b. 昼食場所決めシート

c. 行き方決めシート

d. 振り返りシート

図7-5　記入シートの例　　　　　　　　（東京リハビリテーションセンター世田谷）

おのずとスタッフの対応方法も統一されていく.

　また, グループを運営する際の役割も決めておく必要がある. 具体的には, 進行を担うファシリテーターと, 進行のサポートや個別の対応を担うコ・ファシリテーターである. 円滑なグループ訓練の運営のために, どのスタッフがどの役割を担うのかを

共有しておく.

　プログラム内容や環境設定もスタッフ間で決定していくことが求められる. グループによって固定的なこともあれば, 流動的なこともある. 固定的な場合であっても, 参加している利用者の特性によって適宜見直しをすることが望ましい. また利用者同士の相性や能力に応じて, 座る席・チーム分けなどの環境面を柔軟に設定していく. グループ訓練は話し合いを含めた事前準備がとても重要である.

③グループ訓練の効果検証の実施

　グループ訓練の効果については, 行動の変容や障害認識の向上, 心理・社会的側面における変化などの報告がされており[6-9], 社会参加に向けた技能向上につながると考えられる.

　効果検証には3章表3-36に示される認知機能領域別の神経心理学的検査を実施していく. それに加え, 主観・観察評価として遂行機能障害の質問表本人用 (DEX-S) および家族・介護者用 (DEX-I) や Neuropsychiatric Inventory (NPI)[2] などがあげられる. また, 独自に項目を作成した自己・他者評価形式のアンケートから質的な変化を効果検証しているものもある[6].

　当施設では, 神経心理学的検査は初回時・半年経過後を目安に実施している. また, 初回評価時や3カ月に一度実施されている会議に合わせて, 利用者と協業して目標の設定・見直しを行う. その際には, 自立訓練を実施している各都道府県リハビリテーションセンターが公開している高次脳機能障害者の症状や日常生活に即したチェックリスト[7] を活用するとよい.

3―高次脳機能障害者に対する就労支援

1. 復職・復学

　高次脳機能障害の原因疾患は脳血管疾患, 外傷性脳損傷, 脳炎, 脳腫瘍などであり, これらの治療には数カ月～数年を要することも少なくない. 病気休暇はそれぞれの職場が就業規則で定めており, 2年間の病気休暇が取得できる職場もあれば, 6カ月以内に復帰が求められる職場もあり, リハビリテーションゴールの設定時期や訓練プログラムは変わってくる. また, 単に復職や就労できることがゴールではなく, 安定した職業生活を継

続できることが重要である．就労後に様々な問題が起こる可能
性もある．本人の状態によって，職場に業務量の配慮をしても
らうことやジョブコーチをつけられるかなどの調整も必要に
なってくる．このため，障害者職業センターなど地域の就労支
援機関につなげることが必要である．

対象者が学生の場合は，新学期や新年度に合わせて復学をす
る場合が多く，短期間のなかでの訓練プログラムの設定や，
ケースによっては高校，大学などに配慮事項を適切に伝えるこ
とが必要となる．いずれの場合も，高次脳機能障害者と家族の
意向をふまえ，主治医，自立訓練事業所の担当者，就労支援機
関などの関係機関がチームとなって支援していく．

2. 新規就労

(1) 身体障害者手帳・精神障害者福祉手帳の利用による就労援助

障害者の働き方には，**一般就労**と**福祉的就労**がある．一般就
労は**障害者雇用促進法**により，福祉的就労は**障害者総合支援法**
にその制度が定められている．一般就労には身体障害者手帳，
精神障害者保健福祉手帳，療育手帳が必要となる．高次脳機能
障害者は精神障害者保健福祉手帳について，身体麻痺や失語症
がある人では身体障害者手帳の交付について，医師の診断書の
記載により申請できる．障害者雇用を目指す場合は，障害者職
業・生活支援センター，地域障害者職業センター，ハローワー
クなどを利用することができる（**表 7-7**）．

(2) 障害者総合支援法による就労系障害福祉サービス

2005 年，障害者の日常生活および社会生活を総合的に支援す
ることを目的とした障害者自立支援法が成立した．2012 年に**障
害者総合支援法**に名称が変更され，**就労移行支援事業**，**就労継
続支援事業 A 型（雇用型）**，**就労継続支援事業 B 型（非雇用型）**
などの就労系障害福祉サービスが整備された．

①就労移行支援事業

一般就労などを希望し，知識・能力の向上，実習，職場探し
などを通じて，適正に合った職場への就労が見込まれる者を対
象とする．標準的な利用期間は 2 年で，基礎体力の向上や集中
力の習得訓練，職場見学や一般企業での実習，就職活動やトラ
イアル雇用を行う．就労後の職場定着のための支援も行う．

表 7-7　高次脳機能障害のある人の復職・新規就労についての相談支援機関

ニーズ	相談機関	支援内容
日常生活の相談や職場について相談したい 元の職場に復帰するための支援を受けたい	障害者就業・生活支援センター	職場見学，職場実習，職業準備支援（障害者職業センター），障害者委託訓練，関係機関のプログラム等の紹介あるいは情報提供，求職活動支援（ハローワーク），職場定着支援　訓練は行わない
どんな仕事が向いているか試したい	ハローワーク	仕事の探し方や履歴書の書き方指導，求人企業に配慮内容の説明，採用面接に同行，ジョブコーチの紹介や定着支援 職業評価は地域障害者職業センターを紹介，訓練は職業リハビリテーションセンターを紹介
職場に適応できるか不安なので専門的な支援を受けたい	地域障害者職業センター	就職に向けての職業相談，職業評価，職業準備支援，職場定着に向けてのジョブコーチ支援
職業訓練を受けたい	国立職業リハビリテーションセンター	職業評価，職業リハビリテーション計画の策定，職業訓練，ハローワークと連携して実施する

②就労継続支援事業（福祉的就労）

　一般企業での就職が困難な人に対して，生産活動を通じて知識と能力の向上のために必要な訓練などを行うことを目的とする．利用者が事業者と雇用契約を結び，原則として最低賃金を保証する A 型事業（雇用型）と雇用契約を結ばない B 型事業（非雇用型）がある．

3. 高次脳機能障害者支援の相談窓口

　高次脳機能障害情報・支援センターのホームページに各都道府県の相談窓口一覧が掲載されている．障害福祉サービス事業所については，「障害福祉サービス等情報検索」でも検索することができる．

4. 復職事例

　事例は，退院から半年後に自立訓練の利用につながったケースである（**表 7-8**）．回復期リハビリテーション病院退院時は復職希望があったものの，在宅生活の安定が優先され，介護保険サービスの利用（PT 個別訓練週 1 回，ST 個別訓練週 1 回）から開始した．復職に向けてどのように準備をすればよいかにつ

表 7-8　事例（50 歳代男性，脳出血後遺症，技術系専門職）

病歴：発症時，右片麻痺 Br-s Ⅱ-Ⅱ-Ⅳ，失語症，意識障害あり．頭部 CT で左被殻出血を認め緊急血種除去術施行．回復期リハビリテーション病院を経て，介護保険訪問リハビリ（ST，PT）実施．
退院半年後に区役所保健福祉課経由で自立訓練に紹介され，自立生活訓練の利用に至る．

発症 1 年 3 カ月後の神経心理検査結果と身体機能：
・標準失語症検査補助テスト（SLTA-ST）低頻度語の呼称 23/25
・失語症構文検査　理解レベル：理解Ⅲ/読解Ⅳ，関係節文：聴覚的理解 不通過，読解 通過
・トークンテスト図版 A/B/C/D 減点なし，図版 E 20/24，図版 F 69/99
・ウェクスラー知能検査（WAIS-Ⅲ）全 IQ 95，言語性 IQ 91，動作性 IQ 102　言語理解 112，ワーキングメモリ 58，処理速度 66
・ウェクスラー記憶検査（WMS-R）一般的記憶指標 96　言語性記憶指標 84　視覚的記憶指標 125
　注意／集中力指標 84　遅延再生指標 105
・遂行機能障害症候群の行動評価（BADS 日本版）総プロフィール得点 18/24，標準化得点 100/129
　年齢補正した得点 98/127，全般的区分：平均
・右片麻痺 Br-s Ⅲ-Ⅲ-Ⅳ　公共交通機関の利用自立

いて，本人と家族が区役所保健福祉課に相談したことから，当施設の自立訓練事業所につながった．自立訓練では高次脳グループ訓練，パソコン訓練，ST 個別訓練，PT 個別訓練，自習グループに参加し，週 4 日通所した．

　自立訓練利用開始から半年後に，就労移行支援事業所の利用を開始した．就労移行支援事業所の選定については，2 カ所の事業所の見学と実習を行い，自宅からの通所のしやすさや支援プログラムなど利用者本人の希望によって決定した．自立訓練では利用日数を週 1 日に減らし，PT 個別と ST 個別訓練のみとした．就労移行支援事業所は週 4 日の利用とし，より復職に近い訓練に移っていけるように支援の体制を整えた．

　復職予定半年前より月 1 回の頻度で職場の産業医，人事部担当者，所属部署上司との面談の機会をもち，復職の可否についての判断を経て，回復期病院退院 1 年半後に復職を果たした（**図 7-6**）．復職後に最も懸念されたことは，失語症によるコミュニケーションの問題であった．職場に対して，書類作成業務量の調整や顧客との面談業務は本人は行わないなどの配慮をお願いした．復職後も半年ごとに，自立訓練事業所で職場での問題や悩みを聞くフォロー体制を設けている．

3-高次脳機能障害者に対する就労支援

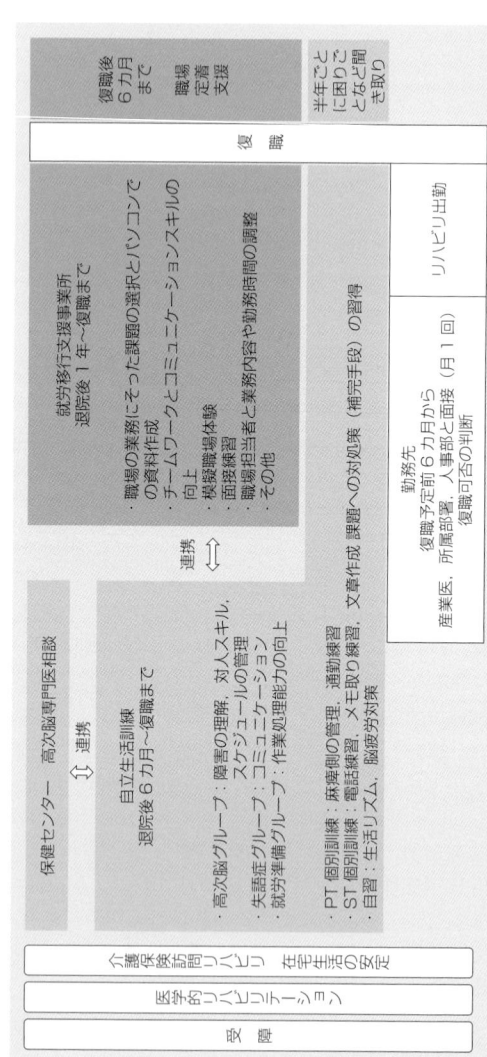

図 7-6 自立生活訓練を利用した事例（表 7-8）の復職までの流れ（東京リハビリテーションセンター世田谷）

保健センター　高次脳専門医訪問相談

⇕ 連携

自立生活訓練
退院後 6 カ月〜復職まで

・高次脳グループ：障害の理解、対人スキル、スケジュールの管理
・失語症グループ：コミュニケーション
・就労準備グループ：作業処理能力の向上

・PT 個別訓練：麻痺側の管理　通勤練習
・ST 個別訓練：電話練習、メモ取り練習、文章作成　課題への対処法（補完手段）の習得
・自立：生活リズム、脳疲労対策

連携
⇔

就労移行支援事業所
退院後 1 年〜復職まで

・職場の実務にそった課題の選択とパソコンでの資料作成
・チームワークとコミュニケーションスキルの向上
・模擬職場体験
・面接練習
・職場担当者と業務内容や勤務時間の調整
・その他

復職

リハビリ出勤

勤務先
復職予定前 6 カ月から
産業医、所属部署、人事部と面接（月 1 回）
復職可否の判断

復職後 6 カ月まで

職場定着支援

半年ごとに困りごとなどを聞き取り

介護保険訪問リハビリ　在宅生活の安定

医学的リハビリテーション

受障

4—高次脳機能障害と自動車運転

1. 運転再開に関連する法令と医療機関の役割

　脳卒中や脳外傷後に自動車の運転を再開したいというニーズがあがることは多い．自動車運転が再び可能となるか否かは，行動空間の拡大を保障するだけでなく，生活の質の向上，復職にもつながる重要な目標となる．**道路交通法**に則り法的責任を遵守して運転再開をしていく必要があり，医療機関には運転可否に関する適切なアドバイスをしていくことが求められている[15]．

　道路交通法施行令では，「免許の取り消し・停止に関する病気」が明記されている（**表 7-9**）．高次脳機能障害は「自動車等の安全な運転に必要な認知，予測，判断または操作のいずれかの能力を欠くこととなるおそれがある症状」に該当する．2014年（平成 26 年）の道路交通法改正により，運転免許の取得や更新時には，一定の病気などの症状に関する**質問票**の提出規定が整備されており，虚偽の申告をすると罰則を科せられることとなっている．さらに一定の病気などにより運転免許取り消しがされた場合で，その回復によって運転免許の取得が可能となった場合には，3 年以内であれば，医師の診断書により学科試験と技能試験が免除となることも規定されている[16]．各都道

表 7-9　道路交通法による運転免許の拒否，保留，取り消し，または停止の対象となり，運転の可否を『個別に判断する』疾患

1. 統合失調症
2. てんかん
3. 再発性の失神
4. 無自覚性の低血糖
5. そううつ病
6. 重度の眠気の症状を呈する睡眠障害
7. その他の精神疾患（急性一過性精神病性障害，持続性妄想性障害など）
8. 脳卒中（脳梗塞，脳出血，くも膜下出血，一過性脳虚血発作など）
9. 認知症
10. アルコール中毒者

府県の運転免許センターでは安全運転相談窓口を設置しており，個人の状態に合わせた車両の改造や必要な検査などについての相談が可能になっている．

2. 運転再開の判断に必要な神経心理学的検査

　運転再開の可否を判断するためには，身体機能および認知機能に関する十分な神経心理学的検査を行うことが望まれる．確認すべき機能としては，大きく分けて視覚機能，感覚・運動機能，認知機能が指摘されており [16]，高次脳機能障害の場合，注意機能，遂行機能，記憶機能，情報処理速度，メタ認知（病識）能力が保持されていることを確認することが必要とされる．運転に影響する高次脳機能を，具体的な運転状況と合わせて**表7-10**に示す [17]．

　日本高次脳機能障害学会 Brain Function Test 委員会の運転に関する神経心理学的評価法検討小委員会からは，『脳卒中，脳外傷等により高次脳機能障害が疑われる場合の自動車運転に関する神経心理学的検査法の適応と判断』が出版されており，運転再開に至るまでのフローチャートを失語症の有無で分け，評価方法やその判断の過程について述べている（**図7-7**）．そのなかでは，まずは認知機能全般の評価を行い，病変に応じて半側空間無視や注意，処理速度などへの評価へと進んでいく．半側空間無視の評価（BIT）では，6つの下位検査のいずれもカットオフ点を超えた得点であることが望ましいとしており，1つでもカットオフ点以下の点数があれば，そのエラー内容を精査し半側空間無視が疑われれば，運転は再開すべきではないと判断する．TMT-J では，Part B が異常であった場合に，各施設で判断して WAIS の符号問題や SDMT を追加する．構成能力の評価として，Ray 複雑図形模写や WAIS の積み木問題，Kohs 立方体組み合わせテストを，遂行機能の評価として FAB または BADS を行う．これらの評価とともに，病歴，画像所見，日常生活の情報などを含めて総合的に判断し，運転を控えるべきか否か，実車評価またはドライブシュミレーターでの評価が必要なのかを判断することが提案されている．

　ドライブシュミレーターを所有する医療機関は，増加傾向にある．教習所と連携して評価・訓練を行う施設もみられる．ド

表 7-10　運転に必要な認知機能

視覚機能	視力・視野	道路標識や車道，歩行者等，運転に必要な情報が視認できる．
	空間認知機能	車間・走行位置の把握，決められたスペースへの駐車を行う．
注意機能	持続性	車道や歩行者，他車に対し継続して注意を向ける．
	選択性	道路標識や信号，歩行者などに対し注意を向ける．
	転換性	他車や歩行者，障害物などの急な状況変化に対応する．
	配分性	運転速度や車間，道路状況などに配慮する．
遂行機能		目的地まで計画的に運転する．工事など不測の事態に対応する．
記憶障害		交通ルールの理解，直前に見た標識や信号の把握などを行う．
認知機能		自動車操作，交通ルールなどを正しく理解する．
言語機能		道路標識や文字を把握する．カーナビの音声を理解する．
社会的行動能力		イライラせず，感情をコントロールする．

(渡邉，2019)[17]

	失語あり	失語なし
①認知機能	RCPM（レーブン色彩マトリックス検査）等と行動評価	MMSE，HDS-R など
②半側空間無視	BIT 通常検査	
③注意・処理速度	TMT-J Part A，WAIS の符号問題，SDMT 判断できなければ，Visual Cancellation Task の図形 2 と CPT を追加して検討	TMT-J 必要に応じて WAIS の符号問題，SDMT を追加
④構成能力	Rey 複雑図形検査（WAIS 積木，Kohs 立方体組み合わせテストでもよい）	
⑤遂行機能	課題遂行が可能なものを実施	FAB または BADS など
⑥失行	スクリーニングおよび生活場面の観察	

↓

総合的判断（病歴，画像所見，神経学的所見，日常生活・社会生活の情報や観察）

図 7-7　自動車運転評価に必要とされる神経心理学的検査例（日本高次脳機能障害学会，2020）[16]

ライブシュミレーターを使用すると，運転時の反応，危険予測に関する評価，総合的な判断・運転能力について測定することができるため，神経心理学的検査に付加することでより詳細な

4-高次脳機能障害と自動車運転

自動車運転の安全性，高次脳機能障害の影響を判断するための有効な評価となりうる．特に職業運転者の場合，乗客を乗せて会話をしながら運転する，急な指示に対応する，道路状況に応じて臨機応変に順路を変更するなどの対応が必要となり，より正確な運転能力の把握が必要になる．失語症者については口頭命令に従うことや語を列挙することが不可能であれば，他者との円滑なコミュニケーションが困難になるため，第二種免許の適正はないと考えられている[16, 18]．

5─家族会，当事者の会

　家族会とは，当事者を最も近くで支える家族によって構成される会で，1960 年代前後に主に統合失調症の患者をもつ家族を中心に会が発足したことが始まりとされている．

　高次脳機能障害者の当事者団体として，「日本高次脳機能障害友の会（http://npo-biaj.sakura.ne.jp）」がある．前身である「脳外傷友の会」は，高次脳機能障害支援事業が発足する原動力ともなった．全国に関連団体を擁する高次脳機能障害者の組織であり，家族会や当事者会のほか，高次脳機能障害についての勉強会や就労・就学に関して，各地域での所外福祉サービスや社会資源に関する情報などの発信を行っている．また，東京都では「NPO 法人 東京高次脳機能障害協議会」にて，高次脳機能障害に対応可能な医療機関や通所先の情報および家族会や就労，就学，リハビリテーションに関するものなど，都内に特化した高次脳機能障害者への支援情報を総合的に発信している．

　各都道府県における**高次脳機能障害支援拠点機関**（国立障害者リハビリテーションセンターの HP 参照）が整備されている．

　家族会や当事者会のほかに，**ピアサポート**事業がある．ピアサポートとは，ピア（英語 peer：仲間）によるサポート，つまり同じ病気や障害をもつ対等な立場の仲間同士が支え合うということである[19]．日本では 2000 年以降様々なピアサポート強化事業が展開されており，令和 3 年度障害福祉サービス等報酬改定では**ピアサポート体制加算**が新設された．これは，自立生活援助，計画相談支援等の施設において一定条件を満たしたピアサポーターを配置すると加算ができるようになったものである．厚生労働省は利用者と同じ目線で相談・援助することで，利用

者の自立に向けた意欲の向上や地域生活の不安解消に効果が高いと期待しており，今後さらに広がっていく支援の一つである．

（高橋真由美，立山菜津子，矢島帆乃香）

■文献

1) 深津玲子：失語症の社会支援−障害福祉サービスの利用について．MB Med Reha，227：28-32，2018.
2) 渡邉　修：高次脳機能障害に対する医療機関の役割．MB Med Reha，220：18，2018.
3) 厚生労働省社会・援護局保健福祉部，国立障害者リハビリテーションセンター：生活訓練プログラム．高次脳機能障害支援の手引き，第2版，2008.
4) 四ノ宮美恵子：高次脳機能障害者の自立訓練（生活訓練）．MB Med Reha，220：49-56，2018.
5) 独立行政法人　障害・高齢・求職者雇用支援機構（JEED）．q2k4vk000003b0yc.pdf（jeed.go.jp）．（参照 2023-07-22）
6) 長野友里：高次脳機能障害の awareness．高次脳機能研究，32(3)：433-437，2012.
7) 橋本　学，岡崎哲也・他：高次脳機能障害者に対する社会復帰準備のための小集団訓練「リハビリテーション学級」の試み．Jpn J Rehabil Med，47：728-734，2010.
8) 江尻知穂・他：脳損傷理解（UBI）グループを経験した高次脳機能障害症例の障害認識と行動変化．高次脳研究，39(4)，429-435，2019.
9) 中村やす・他：失語症者の心理・社会的側面の改善を目的としたグループ訓練．高次脳機能研究，23(4)：261-271，2003.
10) 中島恵子 編著：高次脳機能省のグループ訓練．三輪書店，2009，pp15-26.
11) 千葉県千葉リハビリテーションセンター　高次脳機能障害支援センター．20200515-133334-7042.pdf（chiba-reha.jp）．（参照 2023.7.21）
12) 田谷勝男：高次脳機能障害者の就労と制度利用．MB Med Reha，220：67，2018.
13) 稲福健太郎：高次脳機能障害者の就労支援─自己理解と他者理解の支援を中心に─．MB Med Reha，220：58-59，2018.
14) 蒲澤秀洋，阿部順子：チームで支える高次脳機能障害のある人の地域生活，中央法規，2017，pp42-62.
15) 原　寛美：脳卒中リハビリテーションポケットマニュアル，第2版．医歯薬出版，2023，p259-262.
16) 日本リハビリテーション医学会　臨床医のための脳卒中・脳外傷者の自動車運転に関する指導指針策定委員会編：脳卒中・脳外傷者の自動車運転に関する指導指針．新興医学出版，2021.
17) 渡邉　修：脳損傷者に対する自動車運転再開に向けた指導．JPN J Reha Med，56：807-814，2019.
18) 加藤徳明：高次脳機能障害と自動車運転　高次脳機能研究，41(2)：175-178，2021.
19) 社会福祉法人 豊芯会：平成30年度障害者総合福祉推進事業『ピアサポートの活用を促進するための事業者向けガイドライン』．

8

社会福祉制度の活用

1—高次脳機能障害に利用できる現在の制度

1. 障害者総合支援法

　頭部外傷や脳卒中，脳炎などを罹患後に高次脳機能障害が残存している場合には，リハビリテーション治療の継続と自立生活を進めること，地域での生活の継続，さらに復職・復学・就労支援が必要となる．これらを進めるために利用できる制度として，**障害者総合支援法**がある．

　障害者総合支援法は，2005年10月に制定された「障害者自立支援法」がその前身である．2013年からは「障害者総合支援法」という名称で，①身体障害者，②知的障害者，③精神障害者に加え，④「治療方法が確立していない疾病その他の特殊の疾病であって政令で定める程度である者」（難病等）への対応を進める体系となっている[1]．

　障害者総合支援法を利用するには，身体障害者手帳，あるいは精神障害者保健福祉手帳の診断書記載と申請援助による手帳取得が必要となる．失語症は音声言語機能を失った身体障害として区分されており，身体障害者手帳の対象となっている．

2. 精神障害者保健福祉手帳 [2-4]

　失語症を除く高次脳機能障害の場合には，器質性精神障害の高次脳機能障害として精神障害者保健福祉手帳の対象となる．「高次脳機能障害診断基準」（2004年）の確立に伴う高次脳機能障害者支援事業のなかで，高次脳機能障害は初めて，**精神障害者保健福祉手帳**，**障害（精神の障害）年金**，それに**自立支援医療**の対象となった．

　身体障害と高次脳機能障害の両方に該当する症状を有する場合には，必要とするサービスによって，身体障害者手帳と精神保健福祉手帳の2つの診断書を記載し，申請の援助を行うことも選択枝となる．しかしこれらは等級には影響しない．

　初診日から6カ月以上経過した時点で精神障害者保健福祉手

帳の申請が可能となる．診断書（精神障害者保健福祉手帳用）には，主たる精神障害として「高次脳機能障害」と記載する．そして ICD-10 のコード分類名の記入が必要となる．**表 8-1** に示す F04，F06，F07 のいずれかのコード番号の記載となる．F04 は記憶障害が主体，F06 は注意・遂行機能障害が主体，F07 は社会的行動障害が主体の場合に該当する．このコードのいずれかの分類でないと高次脳機能障害の精神障害者保健福祉手帳として認定がされない．

診断書には「初診年月日」，「発病から現在までの病歴」，「現在の病状・状態」，「病状・状態像等の具体的程度，症状，検査所見」，「生活能力の状態（単身生活を行った場合を想定して判定）」，「サービスの利用状況」の記載をする．検査所見では，高次脳機能障害として診断に至った神経心理学的検査などの記載が必要である．そのために，3 章「高次脳機能障害の評価」で示した該当する症状の神経心理学的検査結果が記載される．

また診断書の記載は高次脳機能障害診療に携わる診療科の医師で対応が可能である．また 2 年ごとに診断書の更新が必要となる点にも留意したい．

精神障害者保健福祉手帳を有することにより，障害者総合支援法による**障害福祉サービス**の利用が可能となる（**表 8-2**）．そのなかには「自立支援医療」があり，高次脳機能障害での通院治療や精神科デイケアなどを利用できる．自立支援医療の診断書の記載により，**自立支援医療受給者証**が発行される．さらに 7 章に記載された「就労移行支援」などの利用による就労援助が可能となる．

表 8-1 　精神障害者保健福祉手帳と障害年金の診断書記載時に必要な ICD-10 コード

ICD-10 コード分類	
F04	器質性健忘症候群（アルコールその他の精神作用物質によらないもの），非アルコール性コルサコフ症候群など，記憶障害が主体
F06	器質性精神障害，高次脳機能障害，頭部外傷後精神障害，脳出血後遺性精神障害など，注意・遂行機能障害が主体
F07	前頭葉症候群，側頭葉症候群，器質性人格行動障害，器質性精神症候群など，社会的行動障害が主体

表 8-2　障害者総合支援法での給付・事業について

障害者総合支援法の給付・事業	
介護給付	居宅介護，重度訪問介護，行動援護，療養介護 重度障害者包括支援，生活介護，同行援護 短期入所，施設入所支援 放課後デイサービス
訓練等給付	自立訓練（機能訓練・生活訓練） 就労移行支援 就労継続支援（A 型＝雇用型，B 型＝非雇用型） 共同生活援助（グループホーム）
補装具	補装具の購入または修理に要した費用（補装具費）の支給
自立支援医療	（旧）精神通院医療；精神疾患の治療 （旧）更生医療；身体障害の治療など （旧）育成医療；身体障害のある小児の治療
日常生活用具 等給付	介護・訓練支援用具，自立生活支援用具，在宅療養等支援用具，情報・意志疎通支援用具，排泄管理支援用具，居宅生活動作補助用具（住宅改修費）
税制上の優遇措置（所得税，住民税，相続税，自動車税など） 障害者医療費助成	

（水尻，2020）[1]

　小児の高次脳機能障害の場合には**療育手帳**の取得となるが，成人して申請する場合には精神障害者保健福祉手帳の取得となる．

2─経済保障制度－障害年金制度など [3]

　公的年金制度においては，高次脳機能障害は年金制度上，それにより就労などが制約されている場合，「精神の障害用」の診断書での申請が可能である（**表 8-3**）．その際の診断名は「高次脳機能障害」の記載となる．また手帳と同様に，ICD-10 のコード分類名（表 8-1）の記入が必要となる．

　片麻痺や失調症，協調運動障害など身体症状を併せもっている場合には「身体の機能障害」の年金診断書も記載して申請可能である．障害年金の申請では，高次脳機能障害と身体障害の併合認定が可能となる（2 級以上であれば合算して 1 級）．

　「精神の障害」の**年金診断書記載**は，従来は精神保健指定医に限定されていた．しかし，高次脳機能障害者支援事業の普及，さらに 2003 年に改訂通知が出された労災保険による「神経系統

表 8-3　高次脳機能障害例における公的年金制度

●国民年金法　昭和 34 年 4 月 16 日　法律第 141 号
●厚生年金保険法　昭和 29 年 5 月 19 日　法律第 115 号
〈概要〉
●障害年金は，障害の原因となった傷病の初診日から 1 年 6 カ月を経過した日，または，その期間内にその傷病が治った場合（症状が固定し治療の効果が期待できない状態を含む）は，その治った日（以下，「障害認定日」という）に，政令で定める障害に該当する場合，初診日に加入していた年金制度より，障害年金が支給される．障害年金は，障害の種類によって申請の際に提出する診断書の種類が異なるが，高次脳機能障害で申請する場合には，「精神の障害」の診断書での申請となる．「精神の障害」の診断書の記載については，精神科の医師の記載が必要となるが，高次脳機能障害の場合，精神科を受診していない者も多く，実際には受診の実態に応じてリハビリテーション科などの他科の医師の記載で可能．
●①国民年金…障害基礎年金 1 級・2 級
　②厚生年金（共済年金）…障害厚生年金 1・2・3 級
　　または障害手当金（一時金）
●受給要件（次の 3 つの要件をすべて満たす必要がある）
　　①障害の原因となった傷病の初診日が，被保険者期間中であること．
　　②初診日の前日までに一定期間の保険料が納付されていること．
　　③障害認定日において，障害の程度が政令で定められた一定以上の障害の
　　　状態にあること．
●申請先
　国民年金の場合　市町村　年金担当窓口
　厚生年金（共済年金）の場合　社会保険事務所　年金担当窓口
●その他
　・障害認定日には，政令で定める障害の状態になかった者でも，その後状態が悪化した場合，65 歳に達する日の前日までに請求を行い，障害年金の支給を受けることができる（事後重症という）．
　・障害認定日に，障害年金の受給要件に達していたにもかかわらず，障害年金の請求を行わなかった場合でも，過去 5 年前までさかのぼって請求することができる．遡及（そきゅう）請求という．
　・20 歳に達する前に初診日がある（病気やけがで障害が残った場合），20 歳に達したとき（障害認定日が 20 歳以後の場合は，その障害認定日）に，その障害の程度が 1 級または 2 級の状態にあれば，障害基礎年金を請求できる．

の機能及び精神の障害に関する障害等級認定基準」（**表 8-4**）などを契機にして，2009 年から精神科医でなくとも，高次脳機能障害の診療に携わる医師であれば記載が可能となった．初診日から 1 年 6 カ月経過の日時での診断書記載となる．

　記載する内容は，傷病名（「高次脳機能障害」と記載），発病から現在までの病歴・治療経過・就学就労などとその期間，診断書作成医療機関での初診時所見，発育・養育歴，教育歴，職

表 8-4　労災保険による「神経系統の機能及び精神の障害に関する障害等級認定基準」（平成 15 年 8 月 8 日）

- ●脳の器質性障害については,「高次脳機能障害」の程度,「身体性機能障害」の程度並びに介護の要否及び程度を踏まえて総合的に判断する.
- ●「高次脳機能障害」を残した場合
- ●「意思疎通能力」,「問題解決能力」.「作業負荷に対する持続力・持久力」及び「社会的行動能力」の 4 つについて,
- ●「できない」,「困難が著しく大きい」,「困難はあるがかなりな援助があればできる」,「困難はあるが多少の援助があればできる」,「困難はあるが概ね自力でできる」,「多少の困難はあるが概ね自力でできる」,「障害なし」の 7 段階についての判定結果を踏まえて障害等級（第 3・5・7・9・12・14 級）が認定される.
- ●ただし重篤な高次脳機能障害のために, 食事・入浴・用便・更衣等に介護を要する場合には, 常時又は随時の介護の程度により障害等級（第 1・2 級）が認定される.

表 8-5　自動車損害賠償保障法施行令別表／労働能力喪失率表

障害等級	労働能力喪失率	障害等級	労働能力喪失率
第 1 級	100/100	第 8 級	45/100
第 2 級	100/100	第 9 級	35/100
第 3 級	100/100	第 10 級	27/100
第 4 級	92/100	第 11 級	20/100
第 5 級	79/100	第 12 級	14/100
第 6 級	67/100	第 13 級	9/100
第 7 級	56/100	第 14 級	5/100

歴, 治療歴, 障害の状態, 日常生活状況, 日常生活能力の判定（単身生活を想定して記載）. 日常生活能力の程度（精神障害の項を記載する）. 現症時の就労状況, 臨床検査（神経心理学的検査), 福祉サービスの利用状況, 現症時の日常生活能力および労働能力, 予後と多くの項目にわたる. そのために, 高次脳機能障害者の診療では前述のような情報を収集し, 診断書に記載できる準備が必要となる.

　20 歳前に受傷（発症）し, それが原因で高次脳機能障害が残り, 社会生活上の制約を生じている場合には, 国民年金障害基礎年金が 20 歳から申請可能となる.

　表 8-5 には, 自動車事故により後遺障害として高次脳機能障害を残した場合に用いる, 自動車損害賠償責任保険（自賠責保険）保障法の概要を示した. 介護の必要性と, 労務に服する程

度により，第1，2，3，5，7，9級の等級が認定される．したがって，自賠責保険による高次脳機能障害の後遺症認定（労働能力喪失など）にあたっては，労働作業能力の評価に依拠することになる．就労以前の受傷，つまり就学時における受傷例においては，就労の可否の判断は通常困難であり，この点を慎重に判断して，患者家族に情報提供をする必要性がある．

（原　寛美）

■文献

1) 水尻強志：障害福祉サービスと職業リハビリテーション．Jpn J Reha Med, 57：538-544, 2020.
2) 渡邉　修：高次脳機能障害に対するリハビリテーション治療 - 患者／家族会との連携 -．Jpn J Reha Med, 58：418-427, 2021.
3) 中島八十一：高次脳機能障害の診断書と書類の記載方法．日医誌，145（6）：1191-1195, 2016.
4) 中島八十一，今橋久美子：福祉職・介護職のためのわかりやすい高次脳機能障害．原因・症状から生活支援まで．中央法規，2016.

索 引

索　引

索　引

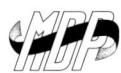

高次脳機能障害ポケットマニュアル　第4版

ISBN978-4-263-26673-1

2005 年 12 月 1 日	第 1 版第 1 刷発行
2009 年 1 月 20 日	第 1 版第 6 刷発行
2011 年 3 月 20 日	第 2 版第 1 刷発行
2014 年 1 月 10 日	第 2 版第 4 刷発行
2015 年 2 月 25 日	第 3 版第 1 刷発行
2021 年 4 月 10 日	第 3 版第 8 刷発行
2023 年 11 月 10 日	第 4 版第 1 刷発行

監修者 原　　寛　美

発行者 白　石　泰　夫

発行所　医歯薬出版株式会社

〒113-8612　東京都文京区本駒込 1-7-10
TEL. (03) 5395-7628(編集)・7616(販売)
FAX. (03) 5395-7609(編集)・8563(販売)
https://www.ishiyaku.co.jp/
郵便振替番号 00190-5-13816

乱丁, 落丁の際はお取り替えいたします　　　　印刷・あづま堂印刷／製本・愛千製本所